Kamini Kiran
Shailesh Kumar
Manish Kumar

Tumor de células redondas

Kamini Kiran
Shailesh Kumar
Manish Kumar

Tumor de células redondas

ScienciaScripts

Imprint

Any brand names and product names mentioned in this book are subject to trademark, brand or patent protection and are trademarks or registered trademarks of their respective holders. The use of brand names, product names, common names, trade names, product descriptions etc. even without a particular marking in this work is in no way to be construed to mean that such names may be regarded as unrestricted in respect of trademark and brand protection legislation and could thus be used by anyone.

Cover image: www.ingimage.com

This book is a translation from the original published under ISBN 978-620-2-05834-6.

Publisher:
Sciencia Scripts
is a trademark of
Dodo Books Indian Ocean Ltd. and OmniScriptum S.R.L publishing group

120 High Road, East Finchley, London, N2 9ED, United Kingdom
Str. Armeneasca 28/1, office 1, Chisinau MD-2012, Republic of Moldova, Europe
Printed at: see last page
ISBN: 978-620-7-86363-1

ÍNDICE

CAPÍTULO 1
INTRODUÇÃO

Na medicina moderna, o termo tumor significa uma neoplasia que formou um nódulo. No passado, o termo tumor era utilizado de forma diferente, referindo-se a um nódulo de qualquer causa. Tumor (em latim, inchaço, um dos sinais cardinais de inflamação) significava originalmente qualquer forma de inchaço, neoplásico ou não. A neoplasia é uma lesão cística sólida ou cheia de líquido que pode ou não ser formada por um crescimento anormal de células neoplásicas. Uma neoplasia pode ser benigna, potencialmente maligna (pré-cancro) ou maligna (cancro). A palavra cancro deriva da palavra latina para caranguejo, porque se agarra a algo e não o larga. O termo cancro refere-se a um novo crescimento que invade os tecidos circundantes, metastatiza (espalha-se para outros órgãos) e pode eventualmente levar à morte do doente se não for tratado. Os termos tumor e cancro são por vezes utilizados como sinónimos, o que pode induzir em erro. Um tumor não é necessariamente um cancro. A palavra tumor refere-se simplesmente a uma massa.

As células tumorais têm origem numa célula progenitora mesotelial ou submesotelial com potencial para sofrer uma diferenciação multilinear[40] . Todos os tumores, benignos e malignos, têm dois componentes básicos: as células neoplásicas em proliferação que constituem o seu parênquima e o estroma de suporte constituído por tecido conjuntivo e vasos sanguíneos. Embora as células parenquimatosas representem a "ponta" proliferativa da neoplasia e, por isso, determinem o seu comportamento e consequências patológicas, o crescimento e a evolução das neoplasias dependem criticamente do seu estroma. É necessário um fornecimento adequado de sangue ao estroma, e o tecido conjuntivo do estroma fornece a estrutura para o parênquima. Nalguns tumores, o suporte do estroma é escasso, pelo que a neoplasia é mole e carnuda. Por vezes, as células parenquimatosas estimulam a formação de um estroma colagénico abundante, designado por desmoplasia. A nomenclatura do tumor é, no entanto, baseada no componente parenquimatoso.

Os tumores de células redondas são geralmente considerados a terceira maior categoria de cancros, a par do carcinoma e dos sarcomas[49] . Os tumores de células redondas configuram um grupo heterogéneo de neoplasias malignas que apresentam uma predominância clínica em crianças e adultos jovens. Os tumores de pequenas células redondas (SRCT) são um grupo de neoplasias citomorfologicamente semelhantes com origem variada[85] .

O tumor de células redondas engloba uma grande variedade de neoplasias primitivas indiferenciadas que têm em comum a capacidade, com uma frequência variável, de se apresentarem como uma proliferação indefinida de células redondas com elevada proporção de citoplasma nuclear e núcleos hipercromáticos à microscopia ótica. Os elementos neoplásicos incluem células indiferenciadas, uniformes, pequenas, redondas a ovais, estreitamente compactadas, com um núcleo hipercromático solitário e um rácio citoplasmático nuclear elevado. Os nucléolos podem ou não ser proeminentes.[85] .

Histopatologicamente, a medula óssea está repleta de uma população monótona de células azuis redondas que adquirem um padrão aninhado, em forma de folha ou sólido, sem qualquer estroma interveniente. Quando o tumor invade os tecidos moles ou o periósteo, o estroma é constituído por uma rede reticular e uma vasculatura abundante e apresenta um padrão em filigrana (rendas como o resto das células tumorais envolvidas por uma matriz fibrilar densa). Apresenta três tipos de células com formas de células de transição entre elas

a) Célula principal / tumoral: pequenas células redondas azuis, contornos celulares menos definidos com citoplasma escarlate
b) Células escuras: cromatina condensada e citoplasma escasso conformando figuras apoptóticas.
c) Células claras com limites citoplasmáticos mal definidos, preenchidas com uma quantidade abundante de glicogénio, que é considerado um marcador específico[77,49]

Os vasos com parede hialinizada, rodeados por um bordo de células neoplásicas, estão associados a necrose, que pode ser focal ou extensa, e as células inflamatórias estão normalmente ausentes. Observam-se bordos paralelos de osso reativo constituído por osteoblastos, crodroblastos e osteoclastos gigantes depositados num padrão lamelar em casca de cebola.

O termo "pequenas células redondas" é utilizado para descrever as lesões em que a população dominante é constituída por células relativamente pequenas com núcleos basófilos e pouco ou nenhum citoplasma; os tumores de grandes células redondas são aqueles que são constituídos por células relativamente maiores do que os típicos tumores de pequenas células redondas. Estes tumores de células redondas têm vários padrões histológicos, características imuno-histoquímicas e de microscopia eletrónica que podem ajudar no diagnóstico diferencial.[85]

As neoplasias mais comuns capazes de se apresentar como um tumor de pequenas células redondas são os tumores da família de Ewing, o rabdomiossarcoma, o neuroblastoma, os linfomas e o tumor desmoplásico de pequenas células redondas[54] . Uma vez que muitos tumores de pequenas células redondas são predominantemente compostos por elementos indiferenciados, a distinção morfológica entre os vários subtipos pode ser difícil. Pode ser utilizada uma variedade de estudos auxiliares para fazer estas distinções e chegar a um diagnóstico correto. Estes incluem a microscopia eletrónica, a imunohistoquímica, a citometria de fluxo, a análise de imagens, a citogenética e a genética molecular, entre outros. Não possuem quaisquer características morfológicas particulares que permitam uma identificação precisa e representam um desafio de diagnóstico quando examinados apenas por microscopia ótica.[30]

O diagnóstico de muitas lesões da cavidade oral é um desafio para a maioria dos clínicos devido à sua prevalência pouco comum. O diagnóstico diferencial é influenciado pela idade do doente, pelo local de ocorrência e por ligeiros graus de diferenciação exemplificados por características arquitectónicas e citoplasmáticas menores. Todos os tipos de tumores têm modalidades de tratamento especiais e o prognóstico depende da confirmação histológica exacta por adjuvantes como a imunohistoquímica e a citogenética.[77] Por conseguinte, o seu diagnóstico exige uma abordagem integrada que inclua a análise imunofenotípica e genética.[30]

CAPÍTULO 2
CLASSIFICAÇÃO

Os padrões e/ou subpadrões histológicos são característicos de determinados tumores ou grupos de tumores; por conseguinte, para o diagnóstico histopatológico, estes padrões específicos são importantes. O conhecimento de vários padrões e subpadrões em diferentes tumores ajuda no diagnóstico e na aplicação de um tratamento adequado. Pensa-se que a base dos diferentes padrões tumorais é a interação entre as células epiteliais e mesenquimatosas, bem como a interação de vários organelos citoesqueléticos destas células.

Principais padrões histológicos encontrados nos tumores da cabeça e do pescoço

A. Glandular/pseudoglandular
B. Padrão epitelial/epitelioide não glandular
C. Padrão de células redondas
D. Padrão de células fusiformes
E. Padrão bifásico
F. Padrões epiteliais de superfície associados a processos neoplásicos ou afectados por estes.

Padrão de células redondas

O padrão de células redondas é exibido pelas lesões que mostram uma população predominante de pequenas células redondas com núcleos basófilos e pouco ou nenhum citoplasma. Os vários subpadrões incluem os seguintes:

1. Padrão difuso de células redondas

As células redondas neoplásicas estão presentes em placas e não mostram nenhum arranjo distinto em particular. Exemplos:

- Linfoma,
- Leucemia
- Carcinoma indiferenciado de pequenas células,
- Melanoma maligno,
- Tumor de células de Merkel e
- Sarcoma de Ewing

2. Padrão de células redondas septadas/lobuladas

Pequenas células redondas são vistas na forma de lâminas que são divididas por septos fibrosos. Exemplos:

- Sarcoma de Ewing e
- Rabdomiossarcoma alveolar

3. Padrão de células redondas alveolares/pseudoalveolares

Mostra áreas focais de fraca coesão das células redondas. Exemplos:

- Tumor neuroectodérmico periférico da infância (PNET) e
- Rabdomiossarcoma alveolar

4. Padrão de células redondas com rosetas

Roseta significa semelhante a uma flor, onde as células estão dispostas radialmente à volta do centro. Neste padrão, as células redondas apresentam uma formação caraterística de roseta.

Exemplos:

- Tumor odontogénico adenomatóide, PNET e
- Rabdomiossarcoma[20]

CAPÍTULO 3
TUMOR DESMOPLÁSICO DE PEQUENAS CÉLULAS REDONDAS

Introdução

O tumor desmoplásico de pequenas células redondas (DSRCT) é um tumor altamente maligno de pequenas células redondas. Foi descrito pela primeira vez por Gerald e Rosai em 1989 e formalmente designado em 1991.[106] O tumor desmoplásico de pequenas células redondas (DSRCT) é uma neoplasia rara e altamente agressiva. Afecta geralmente jovens do sexo masculino e apresenta-se como uma massa abdominal. O tumor cresce ao longo das membranas serosas com múltiplos nódulos ligados à superfície peritoneal. Foram descritos outros locais primários como pleura, região paratesticular], osso e tecidos moles e ovário.[67] Caracteriza-se por uma predileção por jovens do sexo masculino, apresenta-se tipicamente como um tumor intra-abdominal com múltiplos implantes intra-peritoneais e tem uma taxa de sobrevivência de 5 anos desanimadora.

Histogénese

O mecanismo de histogénese deste tumor permanece pouco claro, mas pode ser derivado de células mesenquimatosas primitivas diferenciadas multipotenciais ou de tecido neuroectodérmico e mesenquimatoso primitivo.[67] O DSRCT é uma neoplasia mesenquimal que cresce ao longo das superfícies serosas.[66] Foram descritos DSRCT primários com origem fora da cavidade abdominal - provenientes de outras superfícies mesoteliais, como a pleura pulmonar e a túnica vaginal. Os DSRCT também podem ter origem em órgãos sólidos como os ovários, o fígado, os rins, o pâncreas, o osso e até a fossa craniana posterior[14.] Os DSRCT também podem ter origem em órgãos sólidos como os ovários, o fígado, os rins, o pâncreas, o osso e até a fossa craniana posterior.[14]

Etiologia

Não existem riscos ou factores etiológicos conhecidos. O DSRCT apresenta uma translocação exclusiva, t(11,22)(p13;q12), resultando na fusão dos genes EWS e WTI, que ocorre principalmente nas células mesenquimatosas embrionárias da serosa dos órgãos abdominais.

Características clínicas

Os sinais e sintomas clínicos do TCSRD são inespecíficos. O DSRCT surge tipicamente do peritoneu abdominal ou pélvico como uma massa difusa, que tende a ser grande na apresentação, podendo atingir 40 cm em alguns casos. Está associado a distensão e dor abdominal, ascite e hepatomegalia.[14] As manifestações clínicas incluem distensão abdominal, desconforto abdominal, dor abdominal e uma massa abdominal acompanhada de obstipação, disúria, hérnia umbilical, obstrução intestinal e outros sintomas compressivos. Alguns doentes podem sofrer de desconforto abdominal agudo ou não conseguir andar direito devido à dor abdominal.[66] A dor abdominal com cólicas e uma massa abdominal associada é a apresentação mais comum observada nestes doentes.[46.]

Patogénese

O DSRCT tem uma translocação cromossómica recíproca caraterística t(11;22) (p13;q12) (18-21), que resulta na fusão da região N-terminal do gene do sarcoma de Ewing (EWS), localizado em 22q12, e do terminal C do gene do tumor de Wilm (WT1), localizado em 11p13, para produzir uma proteína de fusão específica do tumor, EWS-WT1 (22, 23). Esta proteína de fusão transforma o gene supressor de tumores WT1 num oncogene dominante através da fusão do ativador da transcrição no terminal N do EWS com o local de ligação ao ADN do terminal C do WT1 (24). Esta fusão ativa os mesmos alvos que o WT1 normalmente suprimiria.[66]

Diagnóstico diferencial

O diagnóstico diferencial do DSRCT inclui outros tumores de pequenas células redondas, como o sarcoma de Ewing/PNET, o neuroblastoma, o tumor de Wilms, o linfoma, o rabdomiossarcoma e o tumor rabdoide maligno. O mesotelioma, que pode apresentar-se com envolvimento peritoneal difuso, também pode ser considerado no diagnóstico diferencial. O carcinoma neuroendócrino de pequenas células também pode ser considerado no diagnóstico diferencial com base nas características citológicas. O material aspirado de sarcoma de Ewing/PNET partilha muitas características citológicas com o DSRCT. As queratinas são geralmente negativas e o CD99, a vimentina e a NSE são geralmente positivos. O neuroblastoma também partilha muitas características citológicas com o DSRCT, mas ocorre em crianças muito pequenas e não em adultos jovens. O tumor de Wilms, ou nefroblastoma, também ocorre num grupo etário muito jovem. O linfoma não-Hodgkin também faz parte do diagnóstico diferencial dos tumores de pequenas células redondas e partilha algumas características citológicas com o DSRCT. O rabdomiossarcoma, especificamente os subtipos embrionário e alveolar, é um tumor da infância e da idade adulta jovem que também partilha características citomorfológicas com o DSRCT. O carcinoma neuroendócrino de pequenas células apresenta muitas semelhanças citológicas com o CCRD, mas está normalmente associado a uma população de doentes muito mais velha.[17]

Histopatologia

Histologicamente, uma caraterística típica do DSRCT é a presença de aglomerados de células tumorais distribuídas num estroma celular. A forma dos aglomerados varia de redonda a alongada. As células tumorais são de tamanho pequeno a médio, com núcleos hipercromáticos redondos a ovais, com nucléolos inconspícuos. As células necróticas e a mitose são características comuns. O citoplasma é geralmente escasso e os limites celulares são indistintos. Podem ser encontradas inclusões rabdóides eosinofílicas intracitoplasmáticas em células maiores com pleomorfismo nuclear.[17] A aparência macroscópica é de uma superfície exterior bosselada, as superfícies de corte são cinzentas com áreas de necrose no interior. Microscopicamente, o tumor forma geralmente ninhos ou cordões de pequenas células redondas embebidas em estroma desmoplásico. O rácio entre as células tumorais e o estroma varia significativamente numa amostra de biopsia. As células tumorais tendem a ser de tamanho pequeno a médio, com citoplasma escasso, núcleos redondos a ovais e figuras mitóticas visíveis.[14]

Ultra-estruturalmente, as células tumorais do DSRCT apresentam um aspeto primitivo. As junções celulares são geralmente escassas e pouco desenvolvidas. Embora tenham sido relatadas microvilosidades, Gerald et al. não encontraram microvilosidades em 19 casos estudados. Ocasionalmente, estão presentes grânulos de núcleo denso, mas normalmente são em número reduzido. Uma caraterística frequente são as colecções perinucleares de filamentos intermédios.[17]

Os esfregaços citológicos do DSRCT obtidos por PAAF são moderadamente celulares. As células tumorais apresentam núcleos redondos a ovais com cromatina fina e nucléolos inconspícuos. O citoplasma é escasso a moderado, com um número variável de vacúolos. As células tumorais estão dispostas em grupos soltos. Ocasionalmente, observam-se células fusiformes semelhantes a fibroblastos. Podem ser detectados fragmentos de estroma. As amostras de efusão mostram aglomerados celulares coesos e características citológicas semelhantes. Podem estar presentes mitoses ou células necróticas individuais, como moldagem nuclear.[67]

Imunohistoquimicamente, o DSRCT demonstra uma diferenciação notavelmente divergente. Normalmente, as células tumorais são imunorreactivas para marcadores epiteliais (queratina e antigénio da membrana epitelial), mesenquimais (vimentina), miogénicos (desmina) e neurais (enolase específica dos neurónios e CD56). Lae et al. registaram 32 tumores com as características imuno-histoquímicas do DSRCT. Vinte e seis tumores (81%) apresentaram coloração para desmina. A expressão de citoqueratina foi demonstrada em 28 casos (88%) que se coraram para a citoqueratina AE1/AE3. Vinte e sete tumores (84%) coraram para NSE e 7 de 30 tumores (23%) coraram para CD99. Vinte e nove de 32 tumores (91%) coraram para a proteína WT1. No presente caso, o tumor foi positivo para queratina AE1/AE3, EMA e desmina, e demonstrou positividade nuclear para WT1 policlonal. A expressão única destes antigénios de linhagem múltipla apoiou o diagnóstico de DSRCT.[66]

A identificação da anomalia citogenética patognomónica t(11; 22)(p13;q12) neste tumor ajudou a estabelecer o DSRCT como uma entidade clinicopatológica distinta. A translocação resulta na fusão do gene EWSR1 em 22q12 e do gene WT1 em 11p13. Independentemente da localização anatómica do tumor, a deteção do gene de fusão EWSR1/WT1 e do transcrito quimérico é um marcador sensível e específico do DSRCT.[47]

Imagiologia

Os achados mais comuns de TCARD são massas de tecidos moles intraperitoneais, únicas ou múltiplas, sem um órgão de origem aparente. Estão frequentemente presentes áreas de baixa atenuação e sem realce, representando necrose, hemorragia ou componentes fibrosos. A RM pode ser útil para delinear a extensão da doença, se for considerada a ressecção cirúrgica. O papel da PET-CT não está bem estabelecido na imagiologia do DSRCT. Os DSRCT apresentam tipicamente uma captação intensa de fluorodesoxiglicose (FDG), pelo que a PET-CT poderá ter um papel no estadiamento e na gestão destes doentes.[42] Sellem et al. relataram a deteção de uma recidiva tumoral mais precoce com a PET-CT em comparação com a imagiologia anatómica convencional.[91]

Marcadores tumorais

Não existem anomalias no perfil sanguíneo específicas do DSRCT, mas os marcadores tumorais podem estar elevados, especialmente o CA 125 sérico. Este valor foi registado como estando elevado em até 86% dos casos de DSCRT intra-abdominal, com um valor mediano de 200 U/ml (intervalo 22-735). Os níveis elevados de CA 125 associados ao DSRCT podem estar relacionados com a ascite e não diretamente com o próprio tumor. Por conseguinte, os marcadores tumorais não podem ser utilizados como ferramentas de diagnóstico.[14]

Opção de tratamento

As três principais modalidades de tratamento incluem:

- Ressecção cirúrgica: Raramente é possível uma ressecção completa, mas a excisão de grandes massas peritoneais tem sido efectuada em grupos de doentes. O impacto da ressecção cirúrgica na sobrevivência não é claro. Hassan et al. verificaram que os doentes com DSRCT submetidos a excisão cirúrgica tinham uma sobrevivência média de 34 meses, em comparação com uma sobrevivência média de 14 meses nos doentes submetidos apenas a biopsia.

- Quimioterapia combinada: A resposta dos DSRCTs à quimioterapia convencional é fraca. O protocolo P6 envolve 7 cursos de quimioterapia, os cursos 1-3 e 6 utilizam ciclofosfamida, doxorrubicina e vincristina. Os cursos 4, 5 e 7 são infusões de ifosfamida e etoposide. Existem duas excepções, em doentes que receberam quimioterapia sistémica com boa resposta e sobreviveram até aos 55 e 101 meses. Estes são os sobreviventes mais longos da literatura.
- Radioterapia local: A radioterapia local no DSRCT não tem sido utilizada tão extensivamente como a cirurgia ou a quimioterapia. A resposta à irradiação abdominopélvica total (WAPI) foi dececionante, com uma sobrevivência mediana de 32 meses e um tempo mediano até à recidiva de apenas 19 meses.

No entanto, a terapia combinada de modalidade tripla tem mostrado os melhores resultados, tendo Quaglia et al. demonstrado uma sobrevivência de 3 anos de 55% em doentes que receberam quimioterapia, radioterapia e cirurgia, contra 27% quando as três modalidades foram examinadas separadamente.

Prognóstico

Como exemplificado acima, o prognóstico no DSRCT é mau, os doentes morrem universalmente da doença, na maioria das vezes alguns anos após o diagnóstico. Este prognóstico verifica-se apesar das melhores tentativas de tratamento médico e cirúrgico.

Conclusão

O DSRCT é um tumor raro e agressivo que afecta jovens do sexo masculino. Trata-se normalmente de uma neoplasia maligna abdomino-pélvica que apresenta um aspeto histológico distinto e um perfil citogenético único.[14] A moldagem nuclear está invariavelmente presente e pode ser muito útil para discriminar o DSRCT de outros tumores de pequenas células redondas. [17] As características radiográficas incluem possível calcificação em massas primárias e metastáticas, realce heterogéneo e desenvolvimento de sarcomatose peritoneal.[42] O exame imagiológico, por si só, não é suficiente para um diagnóstico definitivo, pelo que se sugere a realização de estudos imuno-histoquímicos e citogenéticos.[106]

CAPÍTULO 4
LYMPHOMA

Introdução

Os linfomas malignos, a doença de Hodgkin (DH) e o linfoma não Hodgkin (LNH), compreendem aproximadamente 5% a 6% de todas as doenças malignas e são o quinto tipo de cancro mais frequente nos Estados Unidos.[45] Os linfomas malignos apresentam uma heterogeneidade considerável no que respeita às características morfológicas e moleculares, bem como à evolução clínica[94] . O linfoma (juntamente com a leucemia aguda) desempenhou um papel essencial no nascimento da oncologia médica e contribuiu grandemente para a nossa compreensão da transformação maligna. Embora a história do linfoma comece com a descrição da doença de Hodgkin em 1832, quase todos os acontecimentos significativos neste domínio ocorreram nos últimos 60 anos.[3]

Os linfomas malignos constituem um grupo de neoplasias de vários graus de malignidade que derivam das células básicas do tecido linfoide, os linfócitos e os histiócitos, em qualquer das suas fases de desenvolvimento. O linfoma maligno é um processo proliferativo neoplásico da porção linfopoiética do sistema reticuloendotelial que envolve células das séries linfocítica ou histiocítica em diferentes graus de diferenciação e ocorre numa população essencialmente homogénea de um único tipo de célula.

Histogénese

A recirculação de linfócitos é um fator importante no desenvolvimento de linfomas. Os linfócitos são células muito móveis que recirculam através da corrente sanguínea para diferentes órgãos linfóides. Este processo envolve alguma especificidade tecidular. Os linfócitos derivados do intestino regressam ao intestino e os linfócitos dos gânglios linfáticos periféricos recirculam e regressam aos gânglios linfáticos periféricos.

Um outro conceito de linfomagénese baseia-se na compartimentação dos linfócitos T e B nos gânglios linfáticos e na reação imunológica que aí ocorre. Foi demonstrado que cada compartimento abriga uma reação imunológica vital para a nossa integridade imunológica. Cada uma destas reacções, e portanto cada compartimento, tem as suas próprias células linfóides e não linfóides participantes, o que as torna reconhecíveis separadamente. As células linfóides são os linfócitos B ou T, pequenos ou grandes, de forma blástica. As células não linfóides são os macrófagos, que actuam como células de limpeza ou como células apresentadoras de antigénios, e as células especializadas que actuam como apresentadoras de antigénios.

Os linfócitos desenvolvem-se a partir de uma célula estaminal para uma célula terminal diferenciada, imunocompetente, e durante este desenvolvimento podem, em determinadas fases, participar ou fazer parte de reacções imunológicas. Assim, é provável que os linfócitos B participem primeiro na reação das células do centro do folículo, onde são preparados com antigénio, depois recirculam e podem entrar na reação das células plasmáticas com o desenvolvimento final para uma célula plasmática. Cada uma destas fases de desenvolvimento tem uma fase proliferativa, o blastócito, que assegura a expansão clonal. Assim, os linfomas são imagens espelhadas neoplásicas de reacções imunológicas ou de certas fases do desenvolvimento dos linfócitos.[72]

Classificação

No final da década de 1930 e início da década de 1940, Gall e Mallory e Jackson e Parker desenvolveram classificações para os linfomas malignos, incluindo a doença de Hodgkin. Estas classificações eram geralmente aceites, mas em 1956, Rappaport e os seus colegas apresentaram uma nova classificação dos linfomas malignos. Rappaport reviu esta classificação em 1966 e ela tem relevância clinicopatológica. Em 1974, Lukes e Collins desenvolveram uma classificação imunológica dos linfomas não Hodgkin que era cientificamente exacta mas difícil de utilizar em situações clínicas.[92] Em 1981, a International Working Formulation (IWF) foi introduzida como um sistema de tradução para unificar a terminologia descritiva e facilitar as comparações entre os diferentes sistemas de classificação do linfoma, incluindo os sistemas Rappaport e Kiel. Em 1994, a classificação Actualizada Revisada do Linfoma Europeu-Americano (REAL) definiu os linfomas utilizando uma lista de entidades biológicas definidas por características clinicopatológicas e imunogenéticas.

O sistema de classificação OMS/REAL inclui não só neoplasias linfóides, mas também neoplasias mielóides, histiocíticas e de mastócitos.[70]

Classificação IWF das doenças linfoproliferativas

Baixo grau

A. Linfoma linfocítico pequeno (LLL), leucemia linfocítica crónica (LLC)
B. Folicular, predominantemente de pequenas células clivadas
C. Folicular, misto de pequenas células clivadas e grandes células

Grau intermédio

D. Folicular, células grandes
E. Célula difusa, pequena e clivada
F. Difusa, mista de pequenas células clivadas e grandes células
G. Difusa, células grandes (clivadas e não clivadas)

Grau elevado

H. Células grandes, imunoblásticas
I. Linfoblástica
J. Burkitt de células pequenas não clivadas ou não-Burkitt

Classificação Rappaport

Baixo grau

- Linfocítico difuso, bem diferenciado (DLWD)
- Nodular linfocítico, pouco diferenciado (NLPD)
- Nodular misto, linfocítico e histiocítico (NM)

Grau intermédio

- Histiocítico nodular (NH)
- Linfocítico difuso, pouco diferenciado (DLDP)
- Misto difuso, linfocítico e histiocítico (DM)
- Histiocítico difuso (DH)

Grau elevado

- Histiocítico difuso (DH)
- Linfoblástica difusa (DL)
- Doença difusa indiferenciada de Burkitt ou não-Burkitt (DU)

Classificação OMS/REAL

Linfomas indolentes

- Linfoma linfocítico pequeno (LLL), leucemia linfocítica crónica (LLC)
- Linfoma folicular (grau 1-2)
- Linfoma linfoplasmocitário
- Linfoma da zona marginal esplénica/nodal

Linfomas agressivos

- Linfoma difuso de grandes células B (DLBCL)
- Linfoma folicular (grau 3)
- Linfoma de células do manto

Linfomas altamente agressivos

- Linfoma de Burkitt
- Linfoma linfoblástico[70]

Cronologia dos avanços na classificação dos linfomas

Ano Referência Avanço na classificação

1832: Hodgkin O tumor maligno primário dos gânglios linfáticos, posteriormente designado por doença de Hodgkin, é descrito

1845: Virchow A natureza da leucemia definida

1856, 1965: Redescoberta dos casos de Wilks Hodgkin; descrição clínica e patológica pormenorizada da doença e introdução do epónimo "doença de Hodgkin

1864: Virchow O conceito de linfoma é definido e colocado sob a rubrica "leucemia aleucémica

1865: Cohnheim O termo "pseudoleucemia" proposto para a leucemia aleucémica de Virchow

1892: linfossarcoma de Dreschfeld separado da pseudoleucemia e da doença de Hodgkin

1893: Linfossarcoma de Kundrat separado da pseudoleucemia e da doença de Hodgkin

1898: Sternberg O quadro histológico da doença de Hodgkin caracterizado incluindo as células gigantes de diagnóstico

1902: Reed O quadro histológico da doença de Hodgkin caracterizado incluindo as células gigantes de diagnóstico

1925: Brill et al., Linfoma folicular (nodular) descrito

1927: Linfoma folicular (nodular) de Symmers descrito

1930: Sarcoma de células do retículo de Roulet distingue-se do linfossarcoma

1947: Jackson & Parker A doença de Hodgkin divide-se em paragranuloma,
granuloma e sarcoma

1956: Rappaport et al A primeira classificação moderna do linfoma não-Hodgkin
baseada na citologia e na presença ou ausência de estrutura folicular foi
introduzida

1958: Linfoma de Burkitt endémico (africano) descrito

1966: Lukes & Butler Esclerose nodular Doença de Hodgkin descrita

1966: Lukes et al A moderna classificação da doença de Hodgkin em quatro partes
foi desenvolvida

1972: Aisenberg & Bloch Marcadores de superfície utilizados para estabelecer a
linhagem de células B e T de neoplasias linfóides Preud homme & Seligmann

1973: Barcos & Lukes Linfoma linfoblástico definido

1973: Lennert et al., O conceito de célula do centro folicular desenvolvido e
empregue na classificação de Kiel do linfoma não-Hodgkin

1974: Lukes & Collins Proposta de uma classificação imunológica do linfoma não-
Hodgkin baseada na perceção da linhagem das células B e T

1977: Uchiyama et al Leucemia/linfoma de células T do adulto descrita no Japão

1978: Isaacson & Wright Delineação dos linfomas MALT (tecido linfoide associado
à mucosa)

1981: Korsmeyer et al. Linhagem e clonalidade dos linfomas de células B definidos
por rearranjo do gene da imunoglobulina

1982: Taub et al., Clonagem do oncogene C-myc a partir da t(8;14) do Linfoma de
Burkitt Dalla-Favera et al

1984: Tsujimoto et al Clonagem do oncogene bcl-2 a partir da t(14;18) de linfomas
foliculares

1985: Aisenberg et al Lineage and clonality of T-cell lymphomas defined by T- cell

recetor gene rearrangement Minder et al Waldman et al.

1991: Rosenberg et al Clonagem do oncogene bcl-1 do gene t(11;14) de

linfoma de células do manto

1993: Ye et al., Clonagem do oncogene bcl-6 de células grandes difusas

linfomas

1994: Harris et al Classificação europeia-americana revista das neoplasias linfóides

(classificação REAL)[3]

<u>CLASSIFICAÇÃO ACTUALIZADA REVISTA DO LINFOMA EUROPA-AMERICANO (REAL)/WHO (2001)</u>

<u>Neoplasia de células B</u>

1. Neoplasia precursora das células B: leucemia linfoblástica aguda/linfoma linfoblástico B precursor (B-ALL, LBL)
2. Neoplasia periférica das células B
   a. Leucemia linfocítica crónica de células B/linfoma linfoblástico pequeno
   b. Leucemia prolinfocítica de células B
   c. Linfoma linfoplasmocitário/imunocitoma
   d. Linfoma de células do manto
   e. Linfoma folicular
   f. Linfoma de células B da zona marginal extranodal de tipo MALT
   g. Linfoma de células B da zona marginal nodal
   h. Linfoma da zona marginal esplénica
   i. Leucemia de células pilosas
   j. Plasmocitoma/mieloma de células plasmáticas

   k. Linfoma difuso de grandes células B
   l. Linfoma de Burkitt

<u>Neoplasia de células T e de células NK putativas</u>

1. Neoplasia de células T precursoras: leucemia linfoblástica de células T

precursoras/linfoma linfoblástico (T-ALL, LBL)

2. Neoplasia periférica das células T e das células NK
   a. Leucemia linfocítica crónica de células T/ Leucemia Prolinfocítica
   b. Leucemia linfocítica granular de células T
   c. Micose fungóide/Síndrome de Sezary
   d. Linfoma periférico de células T, não caracterizado de outra forma
   e. Linfoma hepatoesplénico de células T gama/ delta
   f. Linfoma de células T semelhante a paniculite subcutânea
   g. Linfoma angioimunoblástico de células T
   h. Linfoma extranodal de células T-/ NK
   i. Linfoma intestinal de células T do tipo enteropatia
   j. Linfoma/leucemia de células T do adulto (HTLV 1+)
   k. Linfoma anaplásico de grandes células, tipo sistémico primário
   l. Linfoma anaplásico de grandes células, tipo cutâneo primário
   m. Leucemia agressiva de células NK

Linfoma de Hodgkin (doença de Hodgkin)

1. Linfoma de Hodgkin nodular com predomínio de linfócitos
2. Linfoma de Hodgkin clássico
   a. Esclerose nodular Linfoma de Hodgkin
   b. Linfoma de Hodgkin clássico rico em linfócitos
   c. Linfoma de Hodgkin de celularidade mista
   d. Linfoma de Hodgkin com depleção de linfócitos[92]

DOENÇA DE HODGKIN

Introdução

O linfoma de Hodgkin (LH) é um tumor maligno linforeticular caracterizado por um aumento progressivo e indolor dos gânglios linfáticos e definido por características histopatológicas específicas.[19] O seu diagnóstico baseia-se na identificação de células gigantes multinucleadas características num meio inflamatório. Estas células - designadas por células de Reed-Sternberg (RS) ou células de diagnóstico - representam o corpo do tumor: medem 20-60 mm de diâmetro e apresentam um grande bordo de citoplasma e pelo menos dois núcleos com nucléolos acidófilos ou anfófilos, cobrindo mais de 50% da área nuclear. Em 1832, Sir Thomas Hodgkin fez a primeira descrição macroscópica do processo num artigo intitulado "On some morbid appearances of the absorbent glands and spleen" (Sobre alguns aspectos mórbidos das glândulas absorventes e do baço). Em 1898 e 1902, Carl Sternberg e Dorothy Reed descreveram independentemente as células "diagnósticas" típicas denominadas **células de Reed-**

Sternberg. Em 1944, Jackson e Parker propuseram a primeira classificação exaustiva do tumor.[80]

Etiologia

Pensa-se que a associação do vírus Epstein-Barr (EBV) a um grande subconjunto de casos de LH é causal devido à origem monoclonal do genoma do EBV nas células tumorais, sugerindo que a proliferação monoclonal do clone neoplásico ocorre após a infeção pelo EBV. Estudos in vitro revelaram que os produtos do oncogene do EBV, a proteína de membrana latente LMP2 e LMP1, imitam dois sinais de superfície celular, a ligação a antigénios por imunoglobulinas de superfície 10 e a indução do ligando CD40 11, respetivamente, conduzindo assim à sobrevivência inadequada de um linfócito B que, de outro modo, deveria sofrer morte apoptótica. A imunodeficiência pré-existente, quer congénita quer adquirida, aumenta o risco de desenvolvimento de LH. Existe um risco acrescido de 3 a 7 vezes nos gémeos adultos jovens e nos familiares em primeiro grau. A imunodeficiência pré-existente, congénita ou adquirida, aumenta o risco de desenvolver LH. O aumento da incidência de LH na SIDA é de aproximadamente 3 a 10 vezes.

Características clínicas

A apresentação mais comum da LH nas crianças é uma linfadenopatia cervical ou supraclavicular indolor, geralmente unilateral, firme e elástica, que pode tornar-se flutuante ao longo do tempo. Raramente, a linfadenopatia inguinal e axilar é o primeiro sinal de apresentação. A linfadenopatia mediastínica é observada em mais de metade dos doentes e é mais frequente no subtipo NS. A doença primária num local subdiafragmático ocorre apenas em cerca de 3% dos casos. A disseminação hematogénica também ocorre, levando ao envolvimento do fígado, baço, ossos, medula óssea ou cérebro, e está normalmente associada a sintomas sistémicos (B). Os sintomas B incluem febre persistente inexplicável (superior a 38° C ou 100,4° F), suores noturnos, perda de peso >10% do peso corporal nos seis meses anteriores.

Patogénese

Origem da célula RS

Pensava-se que as células eram linfócitos, fagócitos mononucleares ou células reticulares interdigitantes; a ideia atual é que são linfócitos activados. Na DHBD as células RS têm um fenótipo de células B. Noutros tipos, as células RS não têm normalmente características de células B ou T, uma caraterística útil no diagnóstico diferencial com os LNH, mas em alguns casos de doença de Hodgkin com esclerose nodular (DHN), celularidade mista (CM) e doença de Hodgkin com depleção de linfócitos (DHBD), as células RS também têm um imunofenótipo de células B (CD20+) e, nestes casos, pode ser encontrado um rearranjo clonal frequente de Ig, desde que sejam encontradas células RS suficientes no tecido investigado.

Classificação

A atual classificação da OMS da LH inclui duas entidades biológica e clinicamente distintas: [51]

- Predomínio de linfócitos nodulares
- Clássico: Clássico rico em linfócitos
    o Esclerose nodular (NS)
    o Celularidade mista (MC)
    o Depleção de linfócitos (LD)
- Linfoma de Hodgkin, não classificável

O subtipo MC é caracterizado por um fundo celular misto que inclui plasmócitos, eosinófilos, histiócitos e pequenos linfócitos. O subtipo NS é caracterizado pela presença de esclerose, células RS de diagnóstico raro e variantes lacunares de células RS. O subtipo LD da LH é raramente observado em crianças e caracteriza-se pela presença de numerosas células HRS e poucos linfócitos, alguns eosinófilos, plasmócitos, neutrófilos, fibrose difusa e necrose. A LRCHL mostra células H-RS num fundo celular composto por numerosos linfócitos, mas sem neutrófilos e eosinófilos. [18]

De acordo com a classificação RYE, são reconhecidas quatro formas de doença de Hodgkin.

Doença de Hodgkin com predomínio de linfócitos

Doença de Hodgkin esclerosante nodular

Doença de Hodgkin de celularidade mista

Doença de Hodgkin com depleção de linfócitos[72]

Doença de Hodgkin com predominância de linfócitos

Introdução

O linfoma de Hodgkin com predominância de linfócitos foi o primeiro subtipo a ser estreitamente associado a neoplasias malignas linfóides, uma vez que estava frequentemente associado a linfomas não-Hodgkin difusos de grandes células B. O linfoma de Hodgkin com predomínio de linfócitos nodulares (LNPHL) é uma neoplasia monoclonal de células B caracterizada por uma proliferação polimorfa nodular, ou nodular e difusa, de células neoplásicas dispersas conhecidas como células popcorn ou células L&H (variantes linfocíticas e/ou histiocíticas das células de Reed-Sternberg). Estas células residem em grandes malhas esféricas de processos de células dendríticas foliculares que estão cheias de linfócitos não neoplásicos."[51]

Histologia

Caracterizada pela presença de células neoplásicas esparsas no fundo de abundantes linfócitos (L) e histocitos (H) de aspeto normal As células RS podem ser difíceis de encontrar, mas as células L e H podem ser numerosas. Estas células têm nucléolos inchados e multilobulados. Na classificação de Ryes distinguem-se dois tipos: o tipo nodular e o tipo difuso. O tipo nodular de LPHD contém muitos linfócitos com poucos histiócitos. Os nódulos são bastante grandes e têm frequentemente um aspeto mosqueado. O tipo difuso de LPDH contém frequentemente numerosos histiócitos com poucos linfócitos.[72]

Linfoma de Hodgkin clássico

O linfoma de Hodgkin clássico (LHC) é uma neoplasia linfoide monoclonal composta por células de Hodgkin mononucleares e células de Reed-Sternberg multinucleadas que residem num infiltrado que contém uma mistura variável de pequenos linfócitos não neoplásicos, eosinófilos, neutrófilos, histiócitos, plasmócitos, fibroblastos e fibras de colagénio. O reconhecimento da CHL requer a identificação das células R-S clássicas e das suas variantes. As células R-S clássicas são carateristicamente células gigantescas com 2 ou mais lóbulos nucleares; nucléolos proeminentes, em imagem de espelho, eosinofílicos, semelhantes a inclusões; e citoplasma anfófilo abundante.

Na classificação da OMS, a CHL continua a incluir os subgrupos de linfoma de Hodgkin esclerosante nodular (NSHL, caracterizado por bandas de colagénio birrefringente e variantes de células lacunares das células R-S), linfoma de Hodgkin de celularidade mista (MCHL, com misturas variáveis de linfócitos, eosinófilos, plasmócitos, neutrófilos e histiócitos) e linfoma de Hodgkin de depleção de linfócitos (LDHL, ver "Reconhecimento do LDHL e sua distinção dos linfomas não Hodgkin"), tal como na anterior classificação de Rye. A LCC também inclui o novo subgrupo de LCC linfocitérico (LRCHL). Este subgrupo assemelha-se morfologicamente ao NLPHL; contudo, as células malignas apresentam o imunofenótipo das células R-S clássicas.[51]

Doença de Hodgkin esclerosante nodular

Histologia

Caracteriza-se pela presença de células RS típicas, células lacunares e esclerose de colagénio, ou seja, bandas largas interconexas de colagénio birrefringente que dividem o gânglio linfático em nódulos. As células lacunares têm nucléolos complexos, frequentemente multilobulados, que são mais pequenos do que os das células RS clássicas. As células têm um citoplasma claro e amplo. Nas preparações fixadas em formalina e incluídas em parafina, este citoplasma retrai-se deixando um espaço claro (lacunas) à volta do núcleo. As células lacunares podem estar difusamente dispersas ou agrupadas nos nódulos entre o fundo de células reactivas. A histologia é variável. Num dos extremos do espetro, os achados de aglomerados de células lacunares num fundo adequado, na ausência de bandas escleróticas, são diagnósticos de DHGNA, desde que também possam ser identificadas células RS típicas. No outro extremo do espetro da DHGNA, são encontrados gânglios linfáticos quase totalmente substituídos por colagénio.

Doença de Hodgkin de Celularidade Mista

Histologia

Na MCHD, existe uma abundância de células RS e células de Hodgkin num fundo reativo apleomórfico de histiócitos, neutrófilos, eosinófilos, linfócitos normais, plasmócitos e, por vezes, fibroblastos. A ausência de reação nodular esclerosante do estroma é necessária para o diagnóstico de MCHD. As variantes de células lacunares das células RS podem ser encontradas na MCHD, mas o grupo destas células é caraterístico da NSDH.

Doença de Hodgkin com depleção de linfócitos

Características clínicas

Clinicamente, a doença de HG tem uma distribuição etária bimodal caraterística: uma no início da vida adulta (15 - 35 anos) e outra após os 50 anos de idade. No grupo dos primeiros adultos, a

O rácio feminino: masculino é igual, o subtipo de esclerose nodular predomina e, em geral, a evolução clínica é favorável. O grupo etário mais velho tem uma evolução clínica mais agressiva e uma preponderância de casos do sexo masculino. O tipo de celularidade mista é mais frequentemente encontrado neste grupo. Tem uma forma caraterística de disseminação através do sistema linfático. O padrão peculiar de disseminação tornou o sistema de estadiamento eficaz.

Ann Arbor staging classification of Hodgkin's disease	
Stage I	involvement of single lymph node region or a single extra lymphatic organ or site
Stage II	involvement of two or more lymph node regions on the same side of the diaphragm (II) or localised involvement of an extra lymphatic organ or site (IIIE)
Stage III	involvement of two or more lymph node regions on the both side of the diaphragm (III) or localised involvement of an extra lymphatic organ or site (IIIE) or spleen (IIIS) or both (IIISE)
Stage IV	diffuse or disseminated involvement of one or more extra lymphatic organs with or without associated lymph node involvement

Clinicamente, a LPHD nodular apresenta uma taxa muito mais elevada do que a LPHD difusa, que tem uma evolução semelhante à de outros tipos de HD. Ambos os tipos de LPHD têm um risco acrescido, a longo prazo, de os doentes desenvolverem LNH de grau superior. A DHGNA é o tipo mais comum em mulheres jovens e apresenta frequentemente envolvimento dos gânglios linfáticos do mediastino e do colo do útero. O NSDH apresenta-se frequentemente no estádio II e mostra uma preferência pela disseminação contígua. O prognóstico geral é favorável. A MCHD tem frequentemente tendência para se apresentar em estádios mais elevados do que a NSHD e tem preferência pelo envolvimento de nódulos retroperitoneais. A DHBD é raramente diagnosticada. Encontra-se geralmente em homens idosos que apresentam uma doença avançada. Estão envolvidos nódulos linfáticos retroperitoneais e locais extranodais.[72]

Histologia

A DHBD caracteriza-se por uma profunda depleção de células reactivas. Podem ser observadas células RS multinucleadas bizarras e células de Hodgkin. Inicialmente, foram distinguidos dois subtipos, ou seja, o tipo reticular, que tem uma composição altamente celular, e o tipo de fibrose difusa, com uma matriz de reticulina celular frouxa e escassa, contendo fibroblastos e algumas células inflamatórias.

Manifestações comuns e incomuns de
Linfoma de Hodgkin no momento do diagnóstico inicial[16]

Common		
Lymphadenopathy	Supradiaphragmatic 90%	
	Infradiaphragmatic 10%	
Extranodal disease	No extranodal extension 75%	
	Localized, contiguous with involved lymph nodes 10%	
	Disseminated (liver, lung, bone, and bone marrow)	
	Classical 15%	
	Nodular lymphocyte predominant 5%	
B symptoms	35%	
Uncommon		
	Pruritus _5%	
	Pain after alcohol ingestion _2%	
Rare		
Autoimmune	Hemolytic anemia	
	Thrombocytopenia	
Paraneoplastic	Neurologic	
	Cerebellar degeneration	
	Limbic encephalitis (Ophelia syndrome)	
	Subacute myelopathy	
	Subacute motor neuropathy	
	Guillain-Barre syndrome	
	Central pontine myelinolysis	
	Diffuse cerebritis	
Renal		
Glomerulonephritis	Minimal change	
	Membranous	
	Proliferative	
	IgA associated	
Nephrotic syndrome[41]		

Citologia

A marca registada da doença de Hodgkin é a célula de Reed-Sternberg (RS). A célula RS caraterística tem um citoplasma basófilo amplo e um núcleo polilobulado. Frequentemente, são encontrados nucléolos grandes e múltiplos, de coloração azul profunda, com uma área perinucleolar de coloração pálida. Podem ser reconhecidas variantes mononucleares e multinucleadas das células RS, bem como pontos de células L e H. Apenas a presença de células L e H aponta para um determinado tipo de doença de Hodgkin, ou seja, a DPPH. As células L e H são células grandes com uma quantidade variável de citoplasma, um núcleo multilobulado, inchado e retorcido com um padrão de cromatina finamente reticular, comparado por alguns ao poporn. Os nucléolos são múltiplos e pequenos. Podem ser observadas figuras mitóticas.

Diagnóstico diferencial

As células RS encontram-se em várias condições reactivas, como a artrite reumatoide, a toxoplasmose e as infecções virais, e também após a administração de medicamentos como a dilantina, as células RS podem ser encontradas em gânglios linfáticos hiperplásicos. Ao contrário da doença de Hodgkin, nas infecções virais, todo o espetro de linfócitos, plasmablastos, plasmócitos e imunoblastos favorece o diagnóstico de hiperplasia paracortical.

As células RS também podem ser encontradas em doenças malignas de células B, como o plasmocitoma e a leucemia linfocítica crónica, e no linfoma de células T, ou seja, no linfoma de Lennert, no linfoma pleomórfico de células T, no linfoma anaplásico de células médias e grandes e no linfoma anaplásico de células grandes. No T-NHL, as células linfóides mais pequenas fazem parte do processo neoplásico e apresentam atipia nuclear, ao contrário da doença de Hodgkin.

Carcinoma indiferenciado, no carcinoma indiferenciado metastático, por exemplo, carcinoma nasofaríngeo, podem ocorrer células semelhantes a RS, por vezes mesmo no ambiente de eosinófilos e linfócitos.[72]

LINFOMA NÃO HODGKIN

Introdução

Os linfomas não-Hodgkin são um grupo heterogéneo de doenças malignas do sistema linfoide. O linfoma não-Hodgkin (LNH) é o termo utilizado para um grupo diversificado de cancros do sangue que partilham uma única caraterística: resultam de uma lesão no ADN de uma célula-mãe linfocitária. A lesão do ADN é adquirida (ocorre após o nascimento) e não herdada. O ADN alterado num linfócito produz uma transformação maligna. Esta transformação resulta num crescimento descontrolado e exagerado do linfócito. Estes linfócitos e as células formadas têm mais hipóteses do que o normal de sobreviver. A acumulação dessas células resulta nas massas tumorais encontradas nos gânglios linfáticos e noutros locais do corpo.[39]

Com base na classificação dos tumores hematológicos e linfóides da Organização Mundial de Saúde, estas doenças foram classificadas como neoplasias de células B e de células T. Os linfomas de células B representam aproximadamente 90% de todos os linfomas, sendo as duas entidades histológicas mais comuns o linfoma folicular e o linfoma difuso de grandes células B. Aproximadamente 55.000 a 60.000 novos casos de linfoma não-Hodgkin.[6]

As designações de diagnóstico para o LNH (subtipos), com base na Classificação de Tumores da Organização Mundial de Saúde (OMS); Doenças Hematopoiéticas e Linfóides.

Muitos médicos utilizam a classificação REAL/OMS (Revised European-American Lymphoma/World Health Organization), que categoriza os subtipos de acordo com o aspeto das células do linfoma, a presença de proteínas na superfície das células e as características genéticas. O linfoma folicular e o linfoma difuso de grandes células B são os dois tipos mais comuns e, em conjunto, representam cerca de 53% dos casos. [39]

Subtipos de LNH e frequência[39]

Linfoma de células B

1. Linfoma difuso de grandes células B (31%)
2. Linfoma folicular (22%)
3. Linfoma do tecido linfoide associado à mucosa (MALT) (7,5%)
4. Linfoma linfocítico de pequenas células - Leucemia linfocítica crónica (7%)
5. Linfoma de células do manto (6%)
6. Linfoma mediastinal (tímico) de grandes células B (2,4%)
7. Linfoma linfoplasmocitário - Macroglobulinemia de Waldenstrom (menos de 2%)
8. Linfoma de células B da zona marginal nodal (menos de 2%)
9. Linfoma da zona marginal esplénica (menos de 1%)
10. Linfoma de células B da zona marginal extranodal (menos de 1%)
11. Linfoma intravascular de grandes células B (menos de 1%)
12. Linfoma de efusão primário (menos de 1%)
13. Linfoma de Burkitt - Leucemia de Burkitt (2,5%)
14. granulomatose linfomatóide (menos de 1%)

Linfoma de células T e de células Natural Killer (NK) (cerca de 12%)

1. Linfoma periférico de células T, não especificado de outra forma
2. Linfoma cutâneo de células T (Síndrome de Sezary e micose fungóide)
3. Linfoma anaplásico de grandes células
4. Linfoma Angioimunoblástico de Células T
5. Linfoma de células NK

Doenças linfoproliferativas associadas à imunodeficiência

As percentagens acima são aproximadas; são fornecidas para dar uma ideia da distribuição relativa dos subtipos de LNH. As doenças linfoproliferativas associadas à imunodeficiência representam uma percentagem muito pequena do total de casos de LNH.

Etiologia

Sabe-se que o linfoma não-Hodgkin está associado a doenças inflamatórias crónicas, como a síndrome de Sjogren, a doença celíaca e a artrite reumatoide. A infeção crónica também está associada à patogénese do linfoma, como demonstrado pela associação entre os linfomas do tecido linfoide associado à mucosa (MALT) e a infeção por Helicobacter pylori. O vírus linfotrópico T humano 1 está associado à leucemia/linfoma de células T do adulto; o vírus Epstein-Barr está associado ao linfoma de Burkitt; e os linfomas de efusão primária foram associados ao vírus herpes humano 8. Além disso, foi demonstrada uma associação entre a Chlamydia psittaci e os linfomas adenéxicos oculares. Além disso, há também provas de uma associação entre infecções por hepatite C e linfomas esplénicos ou de grandes células. A imunossupressão também tem sido associada a um risco acrescido de LNH. Em doentes submetidos a transplante de órgãos sólidos, o risco de linfoma tem sido associado especificamente à duração da imunossupressão e aos fármacos e doses utilizados. Além disso, as infecções pelo vírus da imunodeficiência humana (VIH) têm sido associadas a um risco substancialmente elevado de LNH em comparação com o risco na população em geral.[6]

Sinais e sintomas

Um gânglio linfático aumentado no pescoço, axila ou virilha ou, menos frequentemente, um gânglio inchado perto das orelhas, do cotovelo ou na garganta, perto das amígdalas, é por vezes uma indicação de linfoma. Existem cerca de 600 gânglios linfáticos no corpo. Ocasionalmente, a doença começa num local diferente dos gânglios linfáticos, como um osso, um pulmão, o trato gastrointestinal ou a pele. Nestas circunstâncias, os doentes podem apresentar sintomas associados a esse local, como dores nos ossos, tosse, dores no peito, dores abdominais, erupções cutâneas ou nódulos na pele.

Os doentes podem também ter febre, transpiração excessiva (especialmente visível à noite), fadiga inexplicável, perda de apetite ou perda de peso. Durante um exame médico, o médico pode detetar um baço aumentado. Por vezes, uma pessoa não apresenta sintomas e a doença só pode ser descoberta durante um exame médico de rotina ou enquanto a pessoa está a ser tratada por uma doença não relacionada.[39]

<u>Investigação</u>

O diagnóstico de LNH é geralmente feito através do exame de uma amostra de biópsia de um gânglio linfático (pedaço de gânglio retirado e estudado ao microscópio); o exame inclui testes chamados "imunofenotipagem" e "análise citogenética".

Exame de amostras de biopsia de gânglios linfáticos. Podem ser utilizados vários métodos, incluindo:

Imunofenotipagem, um processo que permite ao hematopatologista estudar as células obtidas aquando da biopsia de tecido. A imunofenotipagem pode fornecer provas adicionais de que estas células são células de linfoma e, além disso, se são células B, células T ou células NK.

Análise citogenética, em que as células são estudadas para verificar se existem anomalias cromossómicas. As anomalias cromossómicas podem ser importantes para identificar subtipos específicos de LNH e para escolher a abordagem de tratamento mais eficaz.

O perfil de expressão dos genes e a análise de microarranjos identificam os subtipos de cancro e os factores de risco. Estes testes ajudam a prever a forma como os doentes responderão ao tratamento e quais os doentes que podem estar em risco acrescido de recidiva. Por exemplo, o perfil de expressão genética é utilizado para identificar diferentes formas de linfoma difuso de grandes células B.[39]

<u>Características histopatológicas</u>

Caracteriza-se por uma proliferação de células de aspeto linfocítico que podem apresentar diferentes graus de diferenciação, consoante o tipo de linfoma. A lesão de baixo grau é constituída por pequenos linfócitos bem diferenciados. A lesão de alto grau tende a ser composta por células menos diferenciadas. Todos os linfomas se desenvolvem como lençóis infiltrativos e brotantes de células neoplásicas relativamente uniformes que, normalmente, mostram pouca ou nenhuma evidência de necrose do tecido lesional. Nalgumas lesões, particularmente nas de origem nos linfócitos B, pode observar-se uma vaga aparência de formação de centros germinais (isto é, um padrão nodular ou folicular). Outros linfomas não mostram qualquer evidência de tal diferenciação, sendo este padrão designado por difuso. Se o linfoma surgir num gânglio linfático, o tumor destrói a arquitetura normal do gânglio. Um linfoma extranodal destrói o tecido normal adjacente do hospedeiro através da infiltração em toda a área.[68]

<u>**Tratamento e prognóstico**</u>

O tratamento de um doente com linfoma não Hodgkin baseia-se em vários factores, incluindo o estádio e o grau do linfoma, o estado geral de saúde do doente e a história clínica anterior.

Os linfomas de baixo grau são talvez os mais controversos em termos de tratamento. Algumas autoridades não recomendam nenhum tratamento específico porque estes tumores têm um crescimento lento e tendem a recidivar apesar da quimioterapia. Dado o facto de os linfomas de baixo grau surgirem em adultos mais velhos e de a sobrevivência média sem tratamento ser de 8 a 10 anos, muitos clínicos optam por uma estratégia de "observar e esperar", tratando o doente apenas se surgirem sintomas. Infelizmente, muitos linfomas de baixo grau acabam por se transformar num linfoma de alto grau.

Para os **linfomas de grau intermédio** e **de grau elevado,** o tratamento da doença localizada consiste em radiação e quimioterapia. No caso de doença mais avançada e disseminada, a quimioterapia é geralmente aplicada isoladamente. A quimioterapia com múltiplos agentes é utilizada por rotina e estão a ser avaliadas continuamente novas combinações. Para lesões de grau intermédio, é de esperar uma taxa de insucesso de 30% a 50%. Os linfomas de alto grau estão associados a uma taxa de mortalidade de 60% aos 5 anos após o diagnóstico e o tratamento.[6]

LINFOMA DIFUSO DE GRANDES CÉLULAS B

<u>**Introdução**</u>

Nos países não asiáticos, a grande maioria dos linfomas malignos é do tipo de células B. Os linfomas malignos são considerados equivalentes neoplásicos de reacções imunitárias normais.[72] A grande maioria das neoplasias linfóides humanas resulta da transformação maligna de linfócitos B em várias fases de diferenciação celular, o que explica a grande heterogeneidade inerente aos tumores de células B do sistema linfoide. Entre todos os linfomas não-Hodgkin (LNH) periféricos, o mais comum é o linfoma difuso de grandes células B (DLBCL), seguido do linfoma folicular de células B. Outros tipos de tumores ocorrem com uma frequência inferior a 10%.

O DLBCL é uma doença heterogénea, que representa mais de 40% de todos os LNH em adultos. A variabilidade da resposta à terapêutica nos seus esquemas modernos reflecte a heterogeneidade deste grupo de linfomas, que está relacionada, aparentemente, com o nível de diferenciação de um clone de células anormais, as suas anomalias genéticas e as suas características biológicas moleculares. Esta categoria inclui os linfomas com heterogeneidade clínica, morfológica, imunofenotípica e citogenética.[71]

Formação de linfoma maligno de células B

O desenvolvimento inicial das células B ocorre na medula óssea, onde as células precursoras das células B sofrem um rearranjo das cadeias pesadas e leves de imunoglobulina (Ig) e são equipadas com um recetor de antigénio de superfície funcional. Os descendentes destas células precursoras, agora designados por células B naive, encontram-se na corrente sanguínea. As células B naïve sofrem uma expansão clonal nos centros germinativos (CG), que se encontram no córtex dos gânglios linfáticos. Nos CG dos gânglios linfáticos, os genes das Ig são modificados por hipermutação somática, um processo pelo qual as células sofrem mutações rápidas e recombinação de troca de classes. Em humanos, foram encontrados tumores correspondentes a quase todas as fases de desenvolvimento das células B. A maioria dos tumores linfóides é de origem linfoide. A maioria dos tumores linfóides apresenta rearranjos genéticos característicos do tipo de célula a partir da qual se originaram.[70]

Fisiopatologia

O DLBCL surge a partir de células B maduras em diferentes fases de diferenciação. Várias mutações genéticas promovem alterações nas células B, alterando a expressão genética e promovendo uma transformação neoplásica. Durante a ontogenia dos linfócitos B, após saírem da medula óssea, estas células deslocam-se para os tecidos linfóides secundários onde vão encontrar os respectivos antigénios promovendo o desenvolvimento de folículos secundários.

Neste local, ocorre uma fase dependente de antigénio do desenvolvimento das células B. No centro germinativo do folículo secundário, estes linfócitos são transformados em centroblastos que têm uma elevada taxa de proliferação, enquanto ocorrem mutações somáticas frequentes e contínuas dos genes da cadeia variável da imunoglobulina, promovendo a maturação e diferenciação em centrócitos e, subsequentemente, em plasmócitos ou em células B de memória. No centro germinal, a expressão do gene BCL2 é normalmente regulada para baixo e o BCL6 é hiperexpresso.

Eventos moleculares envolvidos na patogénese do DLBCL

Os proto-oncogenes são importantes para controlar a proliferação celular. No entanto, quando activados de forma inadequada por anomalias genéticas como translocações cromossómicas, mutações ou amplificação de genes, as células podem adquirir uma transformação maligna. Em contrapartida, os genes supressores de tumor promovem a diferenciação celular e diminuem a proliferação celular. No processo de transformação maligna, ocorre normalmente a ativação do oncogene e a inibição dos genes supressores de tumor. À semelhança de outros cancros, a patogénese do DLBCL ocorre em várias etapas que resultam no desenvolvimento da doença.[28]

Subclassificação de DLBCL[71]

DLBCL, não especificado de outras formas

DLBCL, histogenetic variants

Mediastinal (thymic) large B-cell lymphoma
    T-cells/ histiocyte-rich DLBCL
    ALK+ large B-cell lymphoma

EXTRANODAL DLBCL

Primary CNS DLBCL
    Cutaneous DLBCL of the lower extremities
    Intravascular large B-cell lymphoma

DLBCL, associated with a virus infection

EBV+ diffuse large B-cell lymphoma in the elderly
    Large B-cell lymphoma, arising in associated multicentric Castleman disease
    DLBCL, associated with chronic inflammation
    Primary serosal lymphomas
    Plasmablastic lymphoma

Unclassified

Large cell lymphomas with intermediate signs of DLBCL and Burkitt's lymphoma Large cell lymphomas with intermediate signs of DLBCL and Hodgkin's disease

De acordo com a Organização Mundial de Saúde (OMS), os DLBCL podem ser subdivididos em variantes morfológicas

A variante centroblástica apresenta células linfóides médias a grandes, núcleos vesiculares, cromatina fina e citoplasma escasso. Em alguns casos, pode apresentar células com múltiplos lóbulos e mais de 90% dos imunoblastos com um polimorfismo acentuado. Shahi & Manga observaram um a três nucléolos basófilos proeminentes em alguns casos. De facto, sugerem que esta variante pode apresentar dois subtipos morfológicos. O primeiro é denominado subtipo monomórfico, com quase 100% de centroblastos, e o segundo, composto por 10% de centroblastos e menos de 90% de imunoblastos, o subtipo polimórfico.

No subtipo imunoblasto, a população celular compreende mais de 90% de imunoblastos. Caracteriza-se por células com um único núcleo central e um citoplasma basófilo e variável, mas com menos de 10% de centroblastos. A imunofenotipagem e as características clínicas são essenciais para a diferenciar da variante plasmablástica do DLBCL. De acordo com Shahi & Manga, a variante plasmablástica representa 10% de todos os DLBCL e é mais comum em doentes imunodeprimidos, especialmente nos portadores de VIH.[28]

Características clínicas

No DLBCL, factores como a radiação ultravioleta, os pesticidas e as tintas para o cabelo estão potencialmente associados a um risco mais elevado. Além disso, a imunossupressão, especialmente relacionada com o VIH, é um fator de risco e pode estar associada ao vírus Epstein-Barr.[45] Os doentes apresentam linfadenopatia e/ou localizações extra-nodais. Todos os grupos etários podem ser afectados, especialmente os idosos. É precedida por um linfoma de células B de baixo grau ou por um estado de imunodeficiência em cerca de metade dos casos.[37] A maioria dos casos ocorre em gânglios linfáticos, com 40% em localizações extra-nodais. Estes casos ocorrem mais frequentemente no trato gastrointestinal, mas podem surgir em qualquer órgão, incluindo a pele, o sistema nervoso central (SNC), a medula óssea (MO), as glândulas salivares, o pulmão, o rim e o fígado(5,6). O envolvimento da medula óssea é encontrado em 11% a 27% de todos os casos, mas raramente infiltra o sangue periférico.[28]

Citologia

Imunoblastos predominantes: células grandes e redondas, normalmente com citoplasma abundante, núcleos redondos e nucléolos predominantes. O citoplasma é maioritariamente basófilo com características plasmocitóides, contendo ocasionalmente muitos vacúolos pequenos e claros. Geralmente um único nucléolo muito grande, no entanto, ocasionalmente vários nucléolos de tamanho médio.

Histologia

Padrão de crescimento difuso. A totalidade da população de células tumorais pode ser constituída por células imunoblásticas com uma quantidade considerável de citoplasma basófilo, núcleos redondos e nucléolos muito grandes. Podem estar presentes outras células, por exemplo, centroblastos, centrócitos e/ou linfócitos plasmocitóides; estes casos representam provavelmente linfomas imunoblásticos, resultantes de um linfoma inicialmente de baixo grau. Podem estar presentes muitos histiócitos.[72]

LINFOMA FOLICULAR

Introdução

O linfoma folicular é a forma mais comum de linfoma indolente e representa 20-25% de todos os linfomas. A maioria dos doentes apresenta inicialmente uma doença disseminada que segue uma evolução clínica relativamente indolente.[53] O linfoma folicular caracteriza-se pela resposta ao tratamento com intervalos de doença livre ou assintomática, alternando com recidiva/progressão e podendo transformar-se em linfoma agressivo a uma taxa de cerca de 3% por ano. A doença é caracterizada por um padrão de recidiva e remissão, com envolvimento principalmente nodal e da medula óssea. Isto resulta numa doença crónica, que é gerida com uma observação atenta e quimioterapia quando apropriado.[11]

Classificação

Os graus histológicos 1 e 2 da Organização Mundial de Saúde (OMS) são considerados os subtipos indolentes, e o grau 3 é considerado o subtipo mais agressivo (ambos 3a e 3b). Estas categorias são definidas pela presença e aparência histológica dos centroblastos.[11] Nos **graus 1 e 2**, a proporção de células pequenas é predominante, enquanto **o grau 3** apresenta uma maior proporção de células grandes. No **grau 3A**, os centrócitos ainda estão presentes, enquanto o linfoma folicular **de grau 3B** é composto inteiramente por grandes células blásticas. As diferenças nas características genéticas e no comportamento clínico sugerem que o linfoma folicular de grau 3A pode ser mais indolente e estar relacionado com os graus 1 e 2, enquanto o grau 3B está frequentemente associado a maus resultados e parece estar mais relacionado com o linfoma difuso de grandes células B (DLBCL).[53]

Etiopatogénese

A FL surge das células B do centro germinal dos folículos linfóides. Quase todos os FLs têm quebras no 18q21, sendo que aproximadamente 85% deles têm uma translocação envolvendo os cromossomas 14 e 18 [t(14;18)(q32;q21)]. Esta translocação resulta na justaposição do oncogene B-cell leukemia-lymphoma 2 (BCL-2) no cromossoma 18, com o locus da cadeia pesada de imunoglobulina no cromossoma 14. Isto leva à sobreexpressão do BCL-2, que bloqueia a apoptose e dá às células uma vantagem de sobrevivência. Embora a sobreexpressão do BCL-2 pareça desempenhar um papel importante na patogénese da FL, não explica toda a patogénese da doença, tal como demonstrado num estudo que mostra que a t(14;18) pode ser detectada em indivíduos saudáveis sem FL. Outros factores, como a estimulação antigénica crónica, outras lesões genéticas e o microambiente tumoral, podem desempenhar um papel adicional necessário na patogénese da FL.[11]

Características clínicas

O tumor centroblástico / centrocítico tem um pico de incidência na sexta década de vida. É raro antes dos trinta anos de idade. Na altura do diagnóstico, a doença disseminada está presente em 70% dos doentes, frequentemente no estádio IV devido ao envolvimento da medula óssea, com localizações extranodais ocasionais. O baço pode ser o local de envolvimento primário.[72] Ocasionalmente, a doença começa num local diferente dos gânglios linfáticos, como um osso, um pulmão, o trato gastrointestinal ou a pele. Nestas circunstâncias, os doentes podem apresentar sintomas associados a esse local, como dores nos ossos, tosse, dores no peito, dores abdominais, erupções cutâneas ou nódulos na pele. Os doentes podem também ter febre, transpiração excessiva (especialmente visível à noite), fadiga inexplicável, perda de apetite ou perda de peso. Durante um exame médico, o médico pode detetar um baço aumentado.[69]

Citologia

Neoplasia originária de células do centro folicular. Mistura de centroblastos, centrócitos e pequenos linfócitos, sendo estes últimos maioritariamente células T não neoplásicas. Na maioria das vezes, predominam os centrócitos. Macrófagos de céu estrelado, geralmente ausentes; se presentes, a diferenciação da hiperplasia folicular é difícil ou impossível sem investigação imunológica. Encontram-se normalmente células do retículo dendrítico com núcleos grandes e pálidos e nucléolos únicos. Podem ser observadas algumas características plasmocitóides. Centroblastos, células redondas de tamanho médio a grande, com um pequeno bordo de citoplasma basófilo, núcleos redondos ou ligeiramente irregulares, cromatina fina e múltiplos nucléolos pequenos, carateristicamente localizados perto da membrana nuclear. Centroblastos exibindo núcleos irregulares delineados ou clivados. [72]

Histologia

Padrão de crescimento folicular ou difuso. Pode estar presente esclerosante. Geralmente em macrófagos de céu estrelado. Baixa taxa mitótica. Imagem maioritariamente monótona. Infiltração na cápsula e no tecido perinodal. Números variáveis de células T não neoplásicas.

Imunocitoquímica

SIg monocístico, maioritariamente com cadeia pesada de IgM. CD19, CD20,CD22, CD21, HLA-DR(+). CD10 (CALLA) (+) em cerca de 70% dos casos. CD5 (-). Bcl2 positivo.

Diagnóstico diferencial

Hiperplasia folicular; estrutura/compartimentos normais do gânglio linfático preservados, tamanho e forma diferentes dos centros foliculares, centros foliculares bem delineados, muitas figuras mitóticas, macrófagos de céu estrelado (corpo tangível), células B politípicas.

Doença de Castleman; na qual os gânglios linfáticos são frequentemente muito grandes. Centros foliculares atróficos com vasos proeminentes e hialinizados, penetrando nos centros. Configuração concêntrica, em "casca de cebola", das zonas do manto.[72]

CAPÍTULO 5

LEUKEMIA

Introdução

As leucemias representam vários tipos de doenças malignas derivadas de células estaminais hematopoiéticas.[68] O termo leucemia (do grego antigo: leukos haima, "sangue branco") foi originalmente descrito por Rudolf Virchow (Virchow, 1856). A leucemia é caracterizada por um elevado número de glóbulos brancos imaturos e não funcionais no sangue periférico e na medula óssea.[84] A leucemia é uma doença caracterizada pela produção excessiva e progressiva de glóbulos brancos (leucócitos), que normalmente aparecem no sangue circulante numa forma imatura. Esta proliferação de leucócitos ou dos seus precursores ocorre de uma forma tão descoordenada e independente que a leucemia é geralmente considerada uma verdadeira neoplasia maligna.[92]

Histogénese

A hematopoiese desregulada, que acaba por conduzir à leucemia, é uma consequência da aquisição de alterações genéticas e epigenéticas nas células estaminais e progenitoras do sangue, que, de outro modo, produziriam um grande número de glóbulos vermelhos e brancos maduros. Estes chamados blastócitos perderam a sua capacidade de diferenciação e de resposta à regulação normal da proliferação e da sobrevivência, e deslocam progressivamente as células sanguíneas normais na medula óssea (MO), o que resulta em infecções fatais, hemorragias e infiltração de outros órgãos (Tenen, 2003). Consoante a linhagem de células sanguíneas afetada, a leucemia subdivide-se em leucemia linfoide ou mieloide. Além disso, a leucemia crónica e a leucemia aguda distinguem-se pela quantidade de células blásticas na BM. A ocorrência de mais de 20 por cento de blastos na BM é considerada leucemia aguda.[84]

Classificação: Cortan et al., [200192]

1. Leucemia linfoide (linfoblástica, linfocítica) - envolvendo a série linfocítica

2. Leucemia mieloide (mielogénica) - envolve células progenitoras que dão origem a células terminalmente diferenciadas da série mieloide
- Leucemia mieloide aguda
- Leucemia promielocítica aguda
- Leucemia monocítica aguda
- Eritroleucemia aguda

- Leucemia megacariocítica aguda

Esta classificação pode ser modificada para indicar o curso da doença através da aplicação dos termos agudo, subagudo e crónico.

A forma aguda de leucemia é aquela em que a sobrevivência é inferior a seis meses, a leucemia crónica implica uma sobrevivência superior a um ano e a forma subaguda situa-se entre estas duas. Em geral, a evolução da doença está estreitamente relacionada com o grau de anaplasia das células malignas, pelo que quanto mais indiferenciada for a célula, mais aguda é a evolução.

Etiologia:

A etiologia da leucemia é desconhecida. Certos aspectos da doença sugeriram a alguns investigadores uma origem infecciosa, mas nunca foi isolado um organismo causador específico. Foi demonstrado por Stewart e Eddy que o vírus "polyoma" é capaz de produzir numerosos tipos diferentes de neoplasias numa variedade de animais. Os dados indicam um aumento geral da incidência desta doença entre os japoneses expostos às explosões das bombas atómicas em Hiroshima e Nagasaki. Além disso, há muitos anos que se reconhece que a exposição crónica ao benzol, aos corantes de anilina e a produtos químicos afins está associada ao desenvolvimento de leucemia.

O vírus Epstein-Barr (EB), um vírus do tipo herpes, tem sido apontado como o vírus leucemogénico mais provável nos seres humanos, devido ao elevado título de anticorpos contra este vírus nos doentes com leucemia, bem como à descoberta, nas células leucémicas, de vírus com uma semelhança morfológica com o vírus EB. Sabe-se que o vírus leucémico de células T humanas - 1 (HTLV-1) está associado a uma forma de leucemia/linfoma de células T que é endémica em certas partes do Japão e da bacia das Caraíbas.

É também reconhecido que as anomalias cromossómicas ocorrem frequentemente em doentes leucémicos. Uma dessas anomalias é a presença do cromossoma Filadélfia em 85 a 95% dos doentes com leucemia mieloide crónica. Este cromossoma Filadélfia, que em tempos se pensou ser uma deleção parcial do braço longo do cromossoma 22, é agora reconhecido como uma translocação de material cromossómico do cromossoma 22 para o cromossoma 9. Em 5% dos casos, a translocação ocorre para outros cromossomas.

Além disso, mais de 50% dos doentes com diferentes formas de leucemia pouco diferenciada apresentam uma variedade de outras anomalias cromossómicas. Verificou-se que a incidência de leucemia nos mongolóides é entre três e 15-20 vezes superior à da população em geral.

A importância de vários cofactores ou características predisponentes, como a genética, a idade, as hormonas, a competência imunitária e o stress, deve ser considerada na determinação da suscetibilidade ao desenvolvimento de tumores de um indivíduo infetado com um vírus odontogénico.[92]

É, portanto, o resultado de factores genéticos e ambientais. Certas síndromes estão associadas a um risco acrescido,

- Síndrome de Down
- Síndrome de Bloom
- Neurofibromatose tipo I
- Síndrome de Schwachman
- Síndrome de ataxia-telangiectasia
- Síndrome de Klinefelter
- Síndroma de Fanconi
- Síndrome de Wiskott-Aldrich[68]

Características clínicas:

A idade dos doentes afectados pela Leucemia varia consideravelmente. A Leucemia aguda ocorre mais frequentemente em crianças e adultos jovens, enquanto a Leucemia crónica é mais frequente em adultos de meia-idade ou mais velhos.[92] Os homens são ligeiramente mais afectados do que as mulheres. A leucemia **mieloide afecta** geralmente a população adulta; **a leucemia mieloide** aguda afecta a faixa etária limite, que inclui as crianças. A leucemia **mieloide crónica** apresenta um pico de incidência durante a terceira e quarta décadas de vida. **A leucemia linfoblástica aguda**, pelo contrário, ocorre predominantemente em crianças e representa uma das doenças malignas mais comuns na infância. A leucemia **linfocítica crónica**, o tipo mais comum de leucemia, afecta principalmente os adultos mais velhos.

Muitos dos sinais e sintomas clínicos da leucemia estão relacionados com a redução acentuada do número de glóbulos brancos e vermelhos, um fenómeno que resulta da exclusão das células estaminais hematopoiéticas normais pela proliferação maligna (anemia mielofítica). Devido à diminuição do número de glóbulos vermelhos e à consequente redução da capacidade de transporte de oxigénio do sangue, os doentes queixam-se de fadiga, cansaço fácil e dispneia aos pequenos esforços.

Os doentes com leucemia podem também queixar-se de hematomas e hemorragias fáceis, problemas que são causados pela falta de plaquetas no sangue, que resulta da expulsão dos megacariócitos da medula óssea. Podem ser observadas hemorragias petequiais do palato duro posterior e do palato mole, que podem ser acompanhadas de hemorragia gengival espontânea. A febre associada a uma infeção pode ser o sinal inicial do processo de leucemia. A infeção perirectal, a pneumonia, as infecções do trato urinário e a septicemia são complicações comuns. Os microrganismos tipicamente envolvidos incluem bactérias gram-negativas, cocos gram-positivos e cândida.[92]

Manifestação oral

A ulceração da mucosa oral está frequentemente presente como resultado da diminuição da capacidade do hospedeiro para combater a flora microbiana normal. As úlceras neutropénicas produzidas são tipicamente lesões profundas, perfuradas, com uma base necrótica branco-acinzentada.[82] a hiperplasia gengival, que pode ser uma das manifestações mais constantes da doença, exceto em doentes desdentados. Em casos graves, os dentes podem ficar quase completamente escondidos. O inchaço gengival deve-se à infiltração leucémica na zona de irritação ligeira e crónica. Foi registado um afrouxamento rápido dos dentes devido à necrose do ligamento periodontal.

Resultados laboratoriais

Na leucemia aguda, a contagem de leucócitos pode ser subnormal, particularmente nas fases iniciais da doença, mas geralmente aumenta nas fases terminais para 100.000 ou mais células por mm cúbico, e há um aumento correspondente na proporção das células envolvidas na contagem diferencial. Na leucemia mieloide, a célula predominante assemelha-se frequentemente ao mieloblasto ou aos mielócitos indiferenciados. As células da leucemia linfoide podem apresentar uma variação considerável no grau de diferenciação. A leucemia monocítica também manifesta células pouco diferenciadas.[92]

Na leucemia crónica, a leucocitose pode ser grande e não são raras as contagens de glóbulos brancos superiores a 500.000 células por milímetro cúbico. Por outro lado, também ocorrem contagens muito baixas de glóbulos brancos. Em todas as formas de discrasia crónica, a contagem diferencial é elevada no tipo de células em causa e, frequentemente, mais de 95% do número total de células são células leucémicas.[92]

O diagnóstico de leucemia aguda exige que os blastos representem 30% ou mais das células da medula óssea ou dos glóbulos brancos circulantes. (Para a LMA, a nova classificação da OMS propõe alterar este valor para 20% de blastos.) Para diferenciar a LLA e a LMA, são necessários um aspirado e uma biopsia da medula óssea. Um esfregaço de sangue periférico pode fornecer pistas sobre o tipo de leucemia aguda. Os mieloblastos apresentam grande variabilidade de tamanho, citoplasma azul-pálido abundante com grânulos azurófilos (azulados) e nucléolos distintos. A presença de bastonetes de Auer, que aparecem como filamentos cor-de-rosa no citoplasma do mieloblasto, é caraterística da LMA. Os linfoblastos tendem a ser pequenos, com citoplasma escasso e nucléolos indistintos.

Uma vez que é extremamente difícil caraterizar a leucemia como linfoblástica ou mieloide com base no aspeto morfológico dos blastos, são necessárias análises adicionais dos blastos, incluindo coloração citoquímica, análises fenotípicas através de citometria de fluxo e avaliação molecular de anomalias cromossómicas (ou seja, estudos citogenéticos).[66]

As colorações citoquímicas mais importantes para determinar a linhagem são a mieloperoxidase, o Sudan black B e as esterases. A reação positiva da mieloperoxidase ou a coloração com Sudan black B em 3% ou mais dos blastócitos indica uma origem mieloide. A fosfatase ácida está presente nas células T iniciais e a demonstração da sua atividade pode diferenciar a LLA de células T da LLA de células não T. Geralmente, os linfoblastos coram com desoxinucleotidiltransferase terminal (Tdt), embora uma pequena percentagem de mieloblastos possa também ser positiva.[66]

Características histológicas

O exame microscópico do tecido afetado mostra uma infiltração difusa e a destruição do tecido normal do hospedeiro por uma camada de células pouco diferenciadas com características mielomonocíticas ou linfóides. A classificação do tipo de leucemia requer o imunofenótipo, utilizando marcadores imuno-histoquímicos para identificar o antigénio de superfície celular expresso pelas células tumorais. A confirmação imuno-histoquímica de certas enzimas características (por exemplo, mieloperoxidase, lisozima) é necessária para identificar e classificar a leucemia mieloide.[68]

Imunohistoquímica

Marcadores característicos (antigénios) na superfície dos blastos, como o CD13 ou o CD33 (CD é uma abreviatura de "cluster designation").[1] Mieloblasto - CD34+, CD13++, CD33++, MPO+, HLA-DR+, vCD11c+, wCD45+, CD117 geralmente +. Promielócitos - CD13+, CD33+, MPO+, wCD45+, CD34-, HLA-DR-. Monoblastos - CD34-, HLA-DR+, CD13+, CD33 brilhante +, co-expressão de CD36/CD64, vCD4+, CD11c+, wCD45+. Eritroblastos - Glicoforina A+, hemoglobina A+, CD71+, CD34-, CD45-, MPO-, antigénios mielóides negativos, CD117 frequentemente positivo. Megacarioblasto - CD34-, CD41+, CD61+, CD33 bright +, CD13-, HLA-DR-.[26]

Tratamento e prognóstico

O tratamento consiste em quimioterapia; o tipo de leucemia determina os regimes quimioterapêuticos. Na maioria dos casos, o objetivo da quimioterapia é destruir o maior número possível de células atípicas num curto espaço de tempo, induzindo assim uma remissão. Esta técnica é designada por **quimioterapia de indução.** Normalmente, requer doses mais elevadas de medicamentos. Uma vez induzida a remissão, este estado deve ser mantido. É este o objetivo da **quimioterapia de manutenção**, que requer doses mais baixas de medicamentos quimioterapêuticos.

Se a fusão bcr-abl for identificada nas células leucémicas de um doente com leucemia crónica, é adequado o tratamento com um inibidor da tirosina quinase. Os tratamentos mais recentes para a leucemia linfocítica crónica incluem anticorpos monoclonais dirigidos contra antigénios de superfície celular, como o CD20, um antigénio dos linfócitos B. A terapia medicamentosa deve ser combinada com a radioterapia do SNC, porque os medicamentos quimioterápicos muitas vezes não atravessam eficazmente a barreira hemato-encefálica. Por conseguinte, as células leucémicas podem sobreviver neste local e provocar uma recaída da leucemia.

O prognóstico de um determinado doente depende de uma série de variáveis, incluindo os tipos de leucemia, a idade e as alterações citogénicas associadas à doença. Nas crianças com leucemia linfoblástica aguda, mais de 80% dos doentes ficam curados após tratamento adequado. Num adulto com o mesmo diagnóstico, a taxa de sobrevivência aos 5 anos é geralmente muito inferior.

Atualmente, os doentes com menos de 60 anos de idade com leucemia mieloide aguda têm uma taxa de sobrevivência de 5 anos de aproximadamente 40%. Esta forma de leucemia nos 60 anos de idade tem um prognóstico muito pior. A leucemia linfocítica crónica é considerada incurável, mas a sua evolução é muito variável e depende do estádio da doença.[68]

LEUCEMIA MIELOIDE AGUDA

Introdução

A leucemia mieloide aguda (LMA) é uma doença maligna complexa e a sua grande heterogeneidade genética torna esta doença um desafio excecional na clínica. A LMA é a leucemia aguda mais comum, com uma prevalência de 3,8 por 100 000 adultos e um aumento para 18 em 100 000 adultos com mais de 65 anos (Deschler e Lubbert, 2006).[84]

Classificação

A diversidade dos tumores malignos mielóides e, em particular, da leucemia mieloide aguda, em termos de fenótipo e de prognóstico, exigia uma classificação para selecionar a abordagem terapêutica correcta e melhorar o tratamento. Inicialmente, a

LMA foi classificada em grupos consoante o estado de maturação dos blastos. A chamada nomenclatura franco-americana-britânica (FAB) (Bennett et al., 1976) dividiu a LMA em 8 subtipos M0 a M7. No entanto, esta classificação não incluía as anomalias genéticas subjacentes nem os resultados clínicos.

<u>Características clínicas</u>

A LMA é diagnosticada através de um hemograma completo que revela uma diminuição do número de glóbulos vermelhos (anemia), de plaquetas (trombocitopenia) e de granulócitos neutrófilos (neutropenia), enquanto o número total de glóbulos brancos está mais frequentemente aumentado (leucocitose) devido a uma acumulação de células blásticas leucémicas. Para a identificação dos blastos, pode ser efectuado um exame de análise do sangue periférico, mas o diagnóstico definitivo requer uma amostra de BM, que é analisada morfologicamente por microscopia e citometria de fluxo para diagnosticar a presença de blastos leucémicos e para diferenciar de outros tipos de leucemia.

Os primeiros sinais de LMA são frequentemente vagos e inespecíficos, incluindo febre, perda de apetite e perda de peso. No entanto, o doente apresenta sintomas devidos à substituição de células sanguíneas maduras e funcionais por blastos leucémicos: a falta de neutrófilos aumenta a suscetibilidade às infecções; a anemia provoca fadiga e falta de ar, enquanto o baixo número de plaquetas leva a hemorragias e hematomas fáceis.

<u>Tratamento</u>

O tratamento da LMA consiste essencialmente em quimioterapia e pode ser dividido em terapia de indução e terapia de consolidação. A terapêutica de indução visa reduzir o número de células leucémicas a um mínimo (remissão completa), enquanto o objetivo da terapêutica de consolidação é eliminar qualquer doença residual indetetável. O regime padrão de quimioterapia de indução consiste em citarabina durante sete dias consecutivos e antraciclina durante três dias (Abeloff, 2004). Apesar da variedade de citogenética subjacente à doença, este protocolo induz uma remissão completa em até 70 por cento de todos os doentes (Bishop, 1997).[84]

CAPÍTULO 6
EWING SARCOMA

Introdução

O Sarcoma de Ewing é um tumor biologicamente agressivo e pouco diferenciado do osso e dos tecidos moles, e menos frequentemente das vísceras. Foi originalmente descrito por James Ewing em 1921 como tendo origem em células mesenquimatosas ósseas indiferenciadas, no entanto, estudos recentes sugerem que o tumor de Ewing pode ter origem neuroectodérmica a partir de vários graus de diferenciação dos tecidos neurais primitivos.[38] A definição atual engloba as entidades históricas do Sarcoma de Ewing, do Tumor Neuroectodérmico Primitivo Periférico, do Neuroepitelioma Periférico e do Tumor de Askin, que partilham as mesmas fusões oncogénicas EWS/Ets e um comportamento biológico semelhante.[37] O Sarcoma de Ewing representa a segunda neoplasia maligna mais comum dos ossos e tecidos moles em adolescentes e adultos jovens, com um pico de incidência de cerca de 5 por milhão neste grupo etário. O Sarcoma de Ewing tem sido uma neoplasia maligna críptica. Trata-se de um tumor pouco diferenciado, de histogénese incerta e comportamento biológico agressivo.[38] A primeira descrição do sarcoma de Ewing periosteal (PES) foi provavelmente a publicada em 1956 por Sherman.[44]

Histogénese

Do ponto de vista biológico, o Sarcoma de Ewing é um exemplo clássico de uma doença maligna causada por um oncogene de fusão. As fusões oncogénicas no Sarcoma de Ewing resultam de translocações cromossómicas específicas que produzem a fusão in-frame do terminal amino do gene EWS no cromossoma 22 e do terminal carboxilo, incluindo o domínio de ligação ao ADN, de um gene Ets. O EWS é um membro da família de proteínas TET, que são expressas de forma ubíqua em todas as células e parecem estar envolvidas na transcrição e/ou no processamento do ARN. Os genes Ets, que tendem a manifestar uma expressão mais restrita, são factores de transcrição específicos dos tecidos. O gene Ets é Fli1 em 85% dos casos, Erg em 10% dos casos e Etv1, Etv4 ou FEV nos restantes 5% dos casos. A fusão in-frame do EWS com um fator Ets no Sarcoma de Ewing produz um fator de transcrição potente, altamente expresso e não fisiológico, que ativa um programa oncogénico nas células de origem do tumor.[37]

Quase todas as células do tumor de Ewing têm alterações que envolvem o gene EWS, que se encontra no cromossoma 22. Na maioria dos casos, a alteração é uma troca de pedaços de ADN (chamada translocação) entre os cromossomas 22 e 11. Menos frequentemente, a troca é feita entre os cromossomas 22 e 21, ou raramente entre o 22 e outro cromossoma. A translocação desloca um determinado pedaço do cromossoma 11 (ou de outro cromossoma) mesmo ao lado do gene EWS no cromossoma 22, fazendo com que o gene EWS esteja sempre ativado. A ativação do gene EWS leva a um crescimento excessivo das células e ao desenvolvimento deste cancro, mas a forma exacta como isto acontece ainda não é clara. [23]

Classificação

De acordo com a localização anatómica, reconhecemos atualmente três subtipos:

a. Tipo intraósseo (mais comum)
b. Tipo extra-esquelético ou de tecidos moles (menos comum);
c. Variante muito rara de localização periosteal, da qual existem apenas 18 casos descritos na literatura até à data[44]

Tipo intraósseo Este tipo de tumor foi descrito pela primeira vez pelo Dr. James Ewing em 1921, que descobriu que era diferente do tumor ósseo mais comum, o osteossarcoma. As suas células tinham um aspeto diferente das células do osteossarcoma quando observadas ao microscópio. Era também mais suscetível de responder à radioterapia.

Os tumores de Ewing extra-ósseos começam nos tecidos moles à volta dos ossos, mas têm um aspeto e um comportamento muito semelhantes aos sarcomas de Ewing nos ossos. São também conhecidos como sarcomas de Ewing extra-esqueléticos.[24]

A primeira descrição do sarcoma de Ewing periosteal (SSEP) foi provavelmente a publicada em 1956 por Sherman e Soong numa revisão radiológica exaustiva de 111 casos de ES do osso que incluía uma classificação roentgen. Descreveram três casos de SPE entre 12 outros casos, que definiram como um sarcoma de Ewing cortical de ossos longos, mas sem mencionar o nome e, obviamente, com base apenas em radiografias simples e critérios histológicos clássicos.[44]

Características clínicas

Clinicamente, este tumor tem um comportamento agressivo caracterizado por um crescimento rápido e uma elevada probabilidade de micrometástases aquando do diagnóstico. É o segundo sarcoma ósseo mais comum em crianças. A predominância é de 2:1 entre homens e mulheres. Envolve a mandíbula, a maxila, o crânio e a coluna cervical. Os sintomas sistémicos podem ser febre, perda de peso e anemia. A maioria dos doentes apresenta dor e inchaço localizado. [23] A dor é intermitente e varia de fraca a grave. O tumor pode penetrar no córtex, resultando numa massa de tecido mole que cobre a área afetada do osso. O envolvimento dos maxilares é mais comum na mandíbula do que na maxila.[68] Pode verificar-se um aumento da leucocitose e da taxa de sedimentação de eritrócitos. O envolvimento dos gânglios linfáticos cervicais é pouco frequente. Os locais mais comuns de metástases à distância são a medula óssea, os ossos e o sistema nervoso central.[23]

Características histológicas

Em termos gerais, o tumor da família do sarcoma de Ewing (ESFT - consiste num grupo de tumores caracterizados por neoplasias de células redondas morfologicamente semelhantes e pela presença de uma translocação cromossómica comum) apresenta-se como um tumor branco acinzentado com uma quantidade variável de necrose, hemorragia ou formação de quistos.[55] É composto por pequenas células redondas com contornos delineados e bordos celulares mal definidos. As células tumorais estão frequentemente dispostas em placas largas sem qualquer padrão distinto. Os ninhos de células tumorais de tamanho variável são separados por septos fibrovasculares, criando um padrão lobular. É frequente a presença de grandes áreas de hemorragia. Cerca de 75% dos casos contêm grânulos de glicogénio no citoplasma das células tumorais.[68]

Ao exame histopatológico, todos os subtipos de ES, quer sejam medulares, extra-esqueléticos ou periosteais, têm o mesmo aspeto. Em geral, o ES é constituído por células uniformes, pequenas, redondas ou ovais, altamente indiferenciadas, com um aspeto pálido e citoplasma escasso. Contém grânulos positivos de glicogénio com coloração positiva de ácido periódico ± Schiff [44].

Imagiologia

Inclui a análise por ressonância magnética e tomografia computorizada para avaliar a extensão da doença e para determinar o local adequado para a biopsia de diagnóstico. O aspeto habitual nas radiografias simples é o de um padrão lítico e mosqueado de destruição óssea com margens mal definidas, o chamado aspeto de pele de cebola. A radiografia do tórax e a TAC pulmonar, a cintigrafia óssea e a aspiração da medula óssea com biopsia são necessárias para avaliar a existência de metástases[23]. A destruição cortical pode ou não estar presente. A reação periosteal caraterística de "pele de cebola", frequentemente observada.[68]

Podem ser observadas reacções periosteais, tais como um padrão em forma de "sunburst" ou espiculado (este último apresentando uma reação perpendicular), bem como o triângulo de Codman (ou seja, elevação triangular do periósteo do osso no local do descolamento). No entanto, estas apresentações são menos comuns na ES do que no osteossarcoma. A TC é útil para o estadiamento da doença e para a deteção de macrometástases. Como adjuvante da RM, a TC também pode ser útil no planeamento de alvos para radiação.[55]

A hibridação in situ por fluorescência (FISH) é um tipo de teste citogenético que utiliza corantes fluorescentes especiais para detetar alterações cromossómicas específicas nos tumores de Ewing. A FISH pode detetar a maioria das alterações cromossómicas (como translocações) que são visíveis ao microscópio nos testes citogenéticos normais, bem como algumas alterações demasiado pequenas para serem vistas nos testes citogenéticos normais.

A RT-PCR é um teste muito sensível que consegue frequentemente detetar um número muito pequeno de células com translocações, que não seriam detectadas pela citogenética. A RT-PCR é também útil para detetar restos de cancro ou cancro recorrente após o tratamento. Por exemplo, se o teste RT-PCR de uma amostra de medula óssea após o tratamento encontrar células com uma translocação típica, é provável que o cancro não tenha sido curado, pelo que é provável que seja necessário mais tratamento.[24]

<u>Diagnóstico diferencial</u>

Inclui o neuroblastoma metastático, o linfoma maligno, o osteossarcoma de pequenas células, o rabdomiossarcoma embrionário e o tumor neuroectodérmico primitivo. O sarcoma de Ewing exprime níveis elevados de um antigénio determinado pelo gene MIC2. O produto do gene MIC2 é uma glicoproteína designada CD99 que pode ser detectada pela técnica da imunoperoxidase.[68]

<u>Tratamento</u>

A principal modalidade é a radioterapia. A ressecção cirúrgica pode ser utilizada seletivamente para algumas lesões mandibulares. A quimioterapia multiagente é essencial para o tratamento do sarcoma de Ewing devido ao elevado risco de metástases microscópicas.[23]

Apesar das várias medidas de controlo local, a quimioterapia é geralmente administrada tanto antes (ou seja, neoadjuvante) como depois (ou seja, adjuvante) da terapêutica de controlo local definitiva. Os ensaios clínicos realizados nos últimos 15 anos foram levados a cabo numa tentativa de melhorar a sobrevivência através da maximização da dose de quimioterapia por ciclo, do aumento do número total de ciclos administrados ou da diminuição do intervalo entre ciclos (terapias de "dose densa" ou de "intensificação da dose") com a adição de fator colonistimulante de granulócitos.

Nos Estados Unidos, os agentes quimioterapêuticos padrão atualmente utilizados incluem vincristina, doxorrubicina e ciclofosfamida, alternando com ifosfamida e etoposido.

O papel da cirurgia continua a evoluir no tratamento de pacientes com ESFT. A seleção cuidadosa dos doentes conduziu a taxas de insucesso local de <10%, embora exista um viés, na medida em que os tumores mais pequenos e mais periféricos tendem a ser seleccionados para tratamento cirúrgico definitivo e os tumores maiores e mais centrais são tratados com cirurgia e/ou RT O risco de malignidade secundária e o potencial de atraso no crescimento podem ser considerações importantes na decisão de selecionar o tratamento cirúrgico em vez da RT. A cirurgia permite o controlo local e pode evitar a recorrência tardia de células quimiorresistentes.[55]

CAPÍTULO 7
MELANOMA MALIGNO

Introdução

O melanoma é a oitava neoplasia maligna mais comum nos Estados Unidos e tem registado um rápido aumento da sua taxa de incidência nas últimas duas décadas, especialmente na fase inicial da doença.[64] foi descrito pela primeira vez por Rene Laennec em 1806.[23] O melanoma maligno é uma neoplasia maligna dos melanócitos, agressiva e resistente ao tratamento. O melanoma é raro nos grupos étnicos profundamente pigmentados em relação aos indivíduos do norte da Europa. O tipo de pigmento melanina (eumelanina vs feomelanina), bem como o número, tamanho e densidade dos melanossomas, determinam a pigmentação da pele.[60]

Etiologia

A etiologia do melanoma maligno tem sido atribuída, em grande medida, ao papel da exposição à luz UV como o fator de risco mais importante para o melanoma nas pessoas com suscetibilidade fenotípica.[64] Pensa-se que a radiação UV B (230-320nm) é o elemento mais crítico da luz solar na formação do melanoma. No entanto, provas recentes indicam que a radiação UV A (320-400nm) e mesmo a radiação da luz visível podem desempenhar um papel no melanoma.[23] O aumento do risco de melanoma com a idade também tem sido atribuído à exposição a agentes ambientais, para além da luz UV, em que o aparecimento do melanoma depende dos períodos de latência entre o início da exposição ambiental e a ocorrência do tumor e de múltiplos outros factores.[64]

Histogénese

A função dos melanócitos é melhor estudada e definida na pele. Na camada basal da epiderme, cada melanócito desenvolve uma relação íntima com muitos queratinócitos, enviando processos dendríticos delgados que transferem pacotes de pigmento de melanina (melanossomas) para os queratinócitos. Os grânulos de melanina orientam-se em forma de guarda-chuva sobre o núcleo do queratinócito, paralelamente à superfície da pele. A melanina absorve a radiação ultravioleta (RUV) e possui propriedades antioxidantes potentes capazes de neutralizar os radicais livres gerados pela RUV. Paradoxalmente, os melanócitos são lesados e transformados pelo mesmo agente contra o qual estão programados para se defender.[60]

Patogénese

A patogénese da transformação dos melanócitos humanos permanece incompletamente compreendida. Muitos factores não relacionados com os raios ultravioleta têm sido propostos como contribuindo para o risco de melanoma, mas não surgiu um quadro etiológico coerente. O mais notável e relevante para a nossa proposta é o facto de muitos estudos epidemiológicos terem demonstrado um risco acrescido de melanoma em muitas profissões associadas às indústrias eletrónica e química. O aumento das espécies reactivas de oxigénio é fundamental para a patogénese da transformação dos melanócitos e para a progressão do melanoma.

A sequência de eventos que se segue ocorre durante a patogénese do melanoma. A melanina, normalmente um antioxidante, é oxidada por espécies reactivas de oxigénio geradas pelos raios UV, por processos metabólicos normais ou por respostas inflamatórias, e o conteúdo pró-oxidante de quinona-imina aumenta. Este quelante orgânico serve como um nidus para a acumulação de metais ou outros químicos (por exemplo, hidrocarbonetos policíclicos). Alternativamente, uma exposição invulgar a iões metálicos ou a produtos químicos que se ligam à melanina pode igualmente aumentar a resposta pró-oxidante da melanina. O ciclo redox ocorre e resulta gradualmente numa acumulação de espécies reactivas de oxigénio. Inicialmente, esta acumulação é atenuada pelos antioxidantes celulares, mas estes acabam por se esgotar. Picardo et al. demonstraram de forma convincente que a depleção de antioxidantes celulares é uma caraterística proeminente durante a patogénese do melanoma. Os metais pesados e outros compostos redox-activos que se ligam à melanina desempenham um papel cocarcinogénico na patogénese do melanoma.[64]

Características clínicas

Embora mais de 95% dos tumores se localizem na pele, o melanoma não é um cancro exclusivamente cutâneo. Os locais de ocorrência do melanoma extracutâneo primário incluem as mucosas oculares, gastrointestinais, genitourinárias, leptomeninges e gânglios linfáticos (melanoma de cancro primário desconhecido). Com exceção dos melanócitos derivados da neuro-ectoderme que dão origem ao epitélio pigmentar da retina, os melanócitos têm origem nas células da crista neural. Durante as primeiras semanas de gestação, os precursores dos melanócitos diferenciam-se e migram da crista neural para numerosos tecidos. A incidência do melanoma aumenta linearmente após os 15 anos de idade até aos 50 anos, abrandando depois, especialmente no sexo feminino. Os homens têm aproximadamente 1,5 vezes mais probabilidades de desenvolver melanoma do que as mulheres. As populações brancas têm um risco cerca de 10 vezes maior de desenvolver melanoma cutâneo do que as populações negras, asiáticas ou hispânicas.[60]

Os melanomas malignos típicos apresentam-se normalmente como "Melanoma maligno ABCDE":

Assimetria - devido ao seu padrão de crescimento descontrolado

Irregularidade das margens - frequentemente com entalhes.

Variegação da cor - que varia do castanho ao preto, branco, vermelho e azul, dependendo da quantidade e profundidade da pigmentação da melanina.

Diâmetro superior a 6 mm

Evolutiva - lesão que se alterou em termos de tamanho, forma, cor, superfície ou sintomas ao longo do tempo.

O melanoma tende a apresentar dois padrões direccionais de crescimento - fase de crescimento radial e fase de crescimento vertical.[68] O melanoma apresenta três etapas clínica e histomorfologicamente discerníveis na progressão do tumor.

1. Melanoma maligno confinado à epiderme (melanoma in situ), designado por melanoma confinado à fase de crescimento radial (RPG).
2. Fase de crescimento radial (FGR) - microinvasiva confinada, que mostra algumas células malignas presentes na derme papilar superficial.
3. Fase de crescimento vertical (VGP), o que significa que o melanoma entrou na fase tumorigénica e/ou mitogénica (geralmente nível II de Clark e, ocasionalmente, nível III de Clark)[9]

<u>**Variante clinicopatológica**</u>

Historicamente, o melanoma maligno foi classificado por Wallace Clark e colaboradores em

1. Melanoma de disseminação superficial - (50%-75%),
2. Melanoma nodular - (15%-35%)
3. Lentigo maligno melanoma - (5%-15%)

Mais tarde, o Dr. Richard Reed acrescentou um quarto tipo chamado melanoma maligno lentiginoso acral (5%-10%).[9]

· **Melanoma de disseminação superficial (SSM)**. O SSM é o melanoma mais comum que pode ocorrer em qualquer local e em qualquer idade. Cerca de 75% dos SSMs ocorrem de novo. As lesões clássicas apresentam variações na pigmentação e disseminação pagetóide das células do melanoma na epiderme.[9] Apresentam-se como máculas com uma variedade de cores diferentes.

A lesão é mais pequena do que 3 mm e ligeiramente elevada. Podem desenvolver-se máculas satélites ou nódulos de células malignas à volta da lesão primária.[68]

Melanoma nodular (MN). Por definição, o melanoma NM não tem fase de crescimento radial e pode ser nodular, polipoide ou pedunculado.[8] 15% das lesões cutâneas desenvolvem-se na região da cabeça e do pescoço. É uma lesão exofítica profundamente pigmentada, embora por vezes as células do melanoma sejam tão pouco diferenciadas que já não conseguem produzir melanina, resultando num melanoma amelanótico não pigmentado.[68]

Melanoma Lentigo Maligno (LMM). Esta variante ocorre na pele exposta ao sol, na face e nas extremidades superiores de doentes idosos. O lentigo maligno (também designado por sarda de Hutchinson) é basicamente um melanoma in situ e é caracterizado por atrofia epidérmica, extensa proliferação solar, lentiginosa e retroproliferativa de células de melanoma com formação de ninhos e extensão aos anexos cutâneos. Apenas 5% dos doentes com lentigo maligno progridem para melanoma de lentigo maligno, o que normalmente demora vários anos. Podem ser utilizados vários métodos de terapia para tratar o lentigo maligno, incluindo crioterapia, radiação superficial e excisão cirúrgica com mapeamento e cirurgia de Mohs modificada.

Melanoma Lentiginoso Acral (MLA) - é comum na pele palmar, plantar e ungueal de negros e japoneses. É a forma mais comum de melanoma oral.[9] Inicia-se como uma mácula de pigmentação escura, com margens irregulares.[68]

Existem variantes raras de melanoma maligno que não apresentam a histopatologia clássica típica.

Clinicamente, **o melanoma desmoplásico** pode ser amelanótico e apresentar-se como um nódulo ou placa eritematosa ou pálida ou cor de carne que surge na pele danificada pelo sol ou com pigmentação sobreposta a um nódulo dérmico. Os melanomas desmoplásicos são positivos para SltK). Mas muitos dos marcadores de diferenciação melanocítica comummente utilizados, incluindo HMB45. Mart I, e Melan A. são normalmente negativos. Os melanomas desmoplásicos têm taxas de recorrência elevadas devido ao seu crescimento altamente infiltrativo e à invasão perineural frequente, sendo normalmente profundamente invasivos aquando do diagnóstico.

O melanoma de células em balão é uma variante histoiogénica rara do melanoma maligno que se assemelha a um nevo de células em balão, mas que apaga a arquitetura dérmica com camadas de células tumorais e apresenta atipia citológica, pleomorfismo nuclear e miloses.

Os melanomas mixóides apresentam frequentemente uma arquitetura vagamente lobular, com margens empurradas e acentuação parasseptal e perivascular das células. Os estudos imunohistoquímicos podem ser úteis para o diagnóstico, uma vez que os melanomas mixóides são positivos para S100, NK1C3, vimentina e HMB45. A imunopositividade da queratina e a coloração negativa para SlOO são úteis para excluir um melanoma mixoide.

<u>**Estadiamento:**</u> **Existem** quatro estádios principais do melanoma

- Estádio I <2 mm de espessura com ou sem ulceração
- Estádio II >2mm de espessura com ou sem ulceração
- Estádio III Envolvimento dos gânglios linfáticos ou microssatélites (pequenas metástases em redor do local primário)
- Fase IV Doença metastática[35]

Características histológicas

Os melanócitos atípicos são observados na junção do epitélio e do tecido conjuntivo. Nas fases iniciais da neoplasia, os melanócitos atípicos são observados isoladamente entre as células epiteliais basais ou como ninhos dentro da camada de células basais. Os melanócitos atípicos são geralmente maiores do que os melanócitos normais e têm vários graus de pleomorfismo nuclear e hipercromatismo.[68] Uma proliferação melanocítica juncional que apresenta áreas de disseminação pagetóide.[60] As células grandes do melanoma infiltram-se no epitélio de superfície isoladamente ou em ninhos. O padrão microscópico resultante é denominado pagetóide porque se assemelha a um adenocarcinoma intra-epitelial conhecido como doença de paget da pele.

A disseminação das células lesionais ao longo da camada basal constitui a fase de crescimento radial da neoplasia. Esta disseminação lateral das células no epitélio, que ocorre antes da invasão do tecido conjuntivo subjacente, é carateristicamente observada no melanoma de disseminação superficial, no melanoma lentigo malinga e no melanoma lentiginoso acral. No melanoma lentiginoso acral, muitos dos melanócitos têm um processo dendrítico proeminente. Quando se observam melanócitos malignos a invadir o tecido conjuntivo, dá-se a fase de crescimento vertical. No melanoma nodular, esta fase de crescimento vertical ocorre no início do curso do tumor.[68]

O estadiamento do American Joint Council on Cancer (AJCC) para o melanoma cutâneo foi publicado pela primeira vez em 1978 e baseia-se na classificação do tumor, nódulo e metástases (TNM) e incorpora a espessura de Breslow e os níveis de Clark nos estadios do tumor primário.

Sistemas de estadiamento histopatológico - níveis de Clark e espessura de Breslow.

<u>**Níveis de Clark**</u>

Nível I: As lesões envolvem apenas a epiderme (melanoma in situ); não é uma lesão invasiva.

Nível II: Invasão da derme papilar mas não atinge a interface dérmica papilar-reticular.

Nível III: A invasão preenche e expande a derme papilar, mas não penetra na derme reticular.

Nível IV: Invasão da derme reticular mas não do tecido subcutâneo.

Nível V: Invasão da derme reticular para o tecido subcutâneo.

<u>**Espessura Breslow**</u>

Fase I: 0,75 mm ou menos

Fase II: 0,76 mm a 1,50 mm

Estádio III: 1,51 mm a 4,0 mm

Estádio IV: 4,1 mm ou mais[23.]

<u>**Tratamento e prognóstico**</u>

Evitar a luz solar, se possível, a utilização frequente de protetor solar e a realização de exames de rotina em doentes de alto risco são medidas preventivas importantes A excisão cirúrgica, a terapêutica com interferão, a perfusão hipotérmica de membros isolados com melfalano, a ablação por laser de CO_2 e o BCG intralesional têm sido utilizados para o tratamento do melanoma em trânsito.[8]

As terapias sistémicas actuais incluem a terapia com citocinas, a quimioterapia e a bioquimioterapia. Devido à resistência do melanoma a estas terapias, estão a ser investigadas outras abordagens, como a terapia celular, a terapia genética e a terapia dirigida.

A cirurgia é o tratamento mais importante para o melanoma maligno. A cirurgia inclui o tratamento cirúrgico do local primário, o tratamento cirúrgico de gânglios linfáticos clinicamente normais e anormais e a cirurgia para metástases à distância.[29]

CAPÍTULO 8

CARCINOMA DE CÉLULAS DE MERKEL

Introdução

O carcinoma de células de Merkel (CCM) foi descrito pela primeira vez por Toker, em 1972, como um cancro trabecular da derme com elevado risco de metastização linfática, e foi encontrado principalmente em doentes caucasianos idosos. Em 1972, Toker chamou-lhe carcinoma trabecular. O nome CCM foi atribuído em 1978, quando Tang e Toker encontraram uma semelhança ultra-estrutural entre estas células tumorais e as células de Merkel. Tem havido controvérsia sobre a origem das células de Merkel. Mais recentemente, foram obtidas provas conclusivas de uma origem na crista neural.[73] A caraterística histológica que sugeria uma origem neuroendócrina foi confirmada pela descoberta de grânulos neurossecretores densos em electrões e, em 1982, Rywlin sugeriu dar a este tumor o nome de CCM em homenagem à possível célula de origem, a célula de Merkel, uma vez que são as únicas células cutâneas que formam grânulos neurossecretores densos em electrões.[90] A incidência do CCM tem aumentado substancialmente ao longo do tempo, com um aumento anual de 8% entre 1986 e 2001, mas foram registados poucos casos em doentes asiáticos.[105] Os CCM têm uma evolução agressiva, com metástases hematogénicas precoces e uma elevada percentagem de recidiva local.[73]

As células de Merkel humanas foram descritas pela primeira vez por Friedrich S. Merkel em 1875 e designadas por Tastzellen (células tácteis), assumindo um recetor sensorial do tato na pele. As células de Merkel localizam-se principalmente na camada basal da epiderme e concentram-se em áreas sensíveis ao toque na pele glabra e peluda e em algumas mucosas[75.] As células de Merkel são células neurotácteis de ação lenta de origem epidérmica com características neuroendócrinas e localizam-se na junção dermo-epidérmica.[105]

Em 1875, o anatomista e patologista alemão Merkel descreveu pela primeira vez um tipo de células da camada basal da epiderme, com citoplasma claro e associadas a terminações nervosas especializadas, e propôs que tinham uma função mecanorreceptora. As células de Merkel estão presentes na pele peluda, na pele glabra e nas membranas mucosas. Encontram-se em grande concentração nos lábios, nas palmas das mãos, nas almofadas dos dedos, nas pregas ungueais proximais e no dorso dos pés. Na boca, o número de células de Merkel depende do tipo de mucosa. A mucosa não queratinizada dos lábios e das bochechas forma pinos epiteliais. Nas bases destes pinos podem encontrar-se numerosas células de Merkel. A mucosa queratinizada da gengiva e do palato duro forma pinos de rete. Na camada basal destes rete pegs também se encontra um grande número de células de Merkel. Na mucosa especializada da língua não se encontram células de Merkel.[73]

Características clínicas

Tanto o CCM cutâneo como o oral apresentam-se, na maioria dos casos, clinicamente como um nódulo firme, vermelho a violeta, por vezes ulcerado e, na maioria dos casos, indolor. Num estudo recente, Koljonen et al. verificaram uma forte predominância feminina no CCM cutâneo, enquanto outros estudos mostram uma taxa igual ou uma ligeira predominância masculina. Poderá haver uma predominância masculina no CCM oral. Apenas um dos cinco doentes com CCM oral primário descritos na literatura é do sexo feminino, e ambas as lesões metastáticas também foram encontradas em indivíduos do sexo masculino. O CCM tem uma evolução agressiva com disseminação linfática e hematogénica precoce. Uma vez que o tumor permanece frequentemente assintomático durante algum tempo, a disseminação ocorreu, na maioria dos casos, no momento do diagnóstico. O diagnóstico do CCM é geralmente efectuado após a ressecção do tumor e baseia-se em características histológicas e imunopatológicas. Nos casos cutâneos de CCM, é registada uma taxa de recorrência local de 11-45%. Cerca de 55-60% dos casos desenvolvem gânglios linfáticos positivos. As metástases à distância, principalmente para os pulmões, fígado, ossos e cérebro, ocorrem em cerca de 35% dos doentes. A sobrevivência aos três anos é registada em 30-70%.[73]

Etiopatogénese

O MCV é um vírus circular não envelopado de ADN de cadeia dupla com cerca de 5400 pb. Os membros da família Polyomaviridae partilham regiões precoces, tardias e reguladoras conservadas com os antigénios T virais precoces importantes para a replicação do genoma viral e a tumorigénese e a região tardia codifica proteínas do capsídeo viral para a montagem do capsídeo. Relativamente ao mecanismo de entrada infecciosa do MCV, uma publicação recente revelou um processo de entrada em duas fases: Inicialmente, o MCV liga-se às células-alvo através de glicosaminoglicanos, particularmente sulfato de heparina, e, em seguida, para entrar, necessita de um cofator de entrada sialilado. Este mecanismo distingue o MCV de outros poliomavírus, como o vírus símio 40, uma vez que estes se ligam a resíduos de ácido siálico da superfície celular associados a glicolípidos ou glicoproteínas.

Classificação

Histologicamente, existem três tipos diferentes de CCM:

- Trabecular,
- Intermédio e
- Célula pequena.

No **tipo trabecular,** as células estão dispostas de forma compacta em trabéculas, com citoplasma relativamente abundante e poucas mitoses. Este tipo de tumor é normalmente encontrado adjacente a estruturas anexiais. É o padrão histológico menos frequente e tem o melhor prognóstico.

Os tumores intermédios exibem um padrão de crescimento sólido e difuso, em que o citoplasma é menos abundante e são frequentemente observadas mitoses e áreas focais de necrose. Este é o subtipo histológico mais frequente e é clinicamente mais agressivo.

O tipo de células pequenas imita de perto os tumores de células pequenas de outros locais. Está organizado em placas sólidas e aglomerados de células. O comportamento clínico é tão agressivo como o dos tumores intermédios.[73]

Histologia

O carcinoma de células de Merkel consiste em placas infiltrantes e filamentos anastomosados de células basófilas indiferenciadas, uniformes e de tamanho moderado na derme e na gordura subcutânea. Podem ser observados padrões pseudo-glandulares, trabeculares, cribriformes ("queijo suíço") e em forma de folha. As figuras mitóticas são abundantes e as células tumorais têm núcleos proeminentes, citoplasma escasso e bordos celulares indistintos. Os grânulos argirofílicos intracitoplasmáticos podem ser demonstrados pela coloração de Grimelius e as células lesionais exibem tipicamente um "ponto perinuclear".[68]

A microscopia ótica revelou um tumor parcialmente ulcerado, infiltrando-se profundamente nos músculos da língua. O tumor não parecia ter origem no epitélio escamoso e era composto principalmente por pequenas células dispostas num padrão trabecular, com citoplasma escasso e bordos celulares indistintos. Os núcleos eram hipercromáticos com cromatina grosseira e nucléolos pequenos. As mitoses, incluindo as típicas, eram numerosas.

Imunohistoquimicamente, as células tumorais eram positivas para AE1/AE3, CAM 5.2, sinaptofisina, citoqueratina 7 (CK 7) e CD56. As células eram fortemente reactivas à citoqueratina 20 (CK 20) e à NSE. Algumas células eram focalmente reactivas à citoqueratina de elevado peso molecular 34BE12. As células tumorais eram negativas para a cromogranina, S100 e fator de transcrição da tiroide 1 (TTF-1).

Este perfil histológico e imunohistoquímico combinado era consistente com um carcinoma neuroendócrino de pequenas células. A presença de TTF-1 negativo e de citoqueratina 20 positiva foi um argumento contra um carcinoma de pequenas células primário ou metastático do pulmão e, uma vez que esta era a única localização do tumor, foi feito o diagnóstico de carcinoma de células de Merkel primário da mucosa oral.

Tratamento e prognóstico

A excisão cirúrgica do tumor primário é o tratamento padrão para os doentes com CCM sem quaisquer sinais de presença de metástases orgânicas. As controvérsias no tratamento cirúrgico do CCM incluem a extensão das margens cirúrgicas necessárias, bem como o papel da biopsia de gânglios linfáticos superficiais e da dissecção electiva de gânglios. Tradicionalmente, são recomendadas excisões locais amplas com margens de 2-3 cm. De facto, os doentes tratados com uma excisão local ampla demonstraram uma sobrevivência livre de doença significativamente melhor. A utilização da cirurgia de Mohs tem sido discutida, uma vez que, em alguns estudos, margens mais pequenas poderiam igualmente resultar em margens negativas. No entanto, tal estratégia negligenciaria a biologia do CCM, particularmente a elevada probabilidade de metástases satélite, uma das principais causas de recorrências locais.

Os CCM são geralmente muito sensíveis à radioterapia ionizante. Vários estudos têm defendido a utilização de radioterapia loco-regional para reduzir as recidivas locais. Revisões da literatura sobre 1254 doentes demonstraram que a radioterapia adjuvante reduziu a recorrência local de 39 para 12% e a recorrência regional de 56 para 23%, respetivamente. A radioterapia deve ser considerada como o principal tratamento profilático dos gânglios linfáticos de drenagem, apesar de não existirem estudos clínicos prospectivos.[90]

Tradicionalmente, o papel da quimioterapia no tratamento do CCM consiste em paliar e salvar a doença recorrente, localmente avançada ou metastática. A quimioterapia é administrada em regimes de tratamento de alta toxicidade, que incluem antraciclinas, antimetabolitos, bleomicina, ciclofosfamida, etoposido e derivados da platina, isoladamente ou em combinação. Com a administração destes regimes, em parte altamente tóxicos, são alcançadas elevadas taxas de remissão de até 70%, o que, no entanto, não conduz a um aumento significativo do tempo de sobrevivência. Por conseguinte, a quimioterapia sistémica é indicada como medida paliativa quando estão presentes metástases à distância, mas, especialmente devido ao elevado grau de toxicidade na população idosa, deve ser adaptada a cada caso individual.

Os agentes com alvo molecular foram apenas objeto de um estudo preliminar no CCM. Um dos primeiros ensaios clínicos com imatinib teve de ser interrompido devido à falta de eficácia. A recente descoberta do MCV abriu novas vias terapêuticas como, por exemplo, a utilização de interferões com os seus efeitos antivirais ou o desenvolvimento de estratégias imunoterapêuticas. De facto, vários relatórios sugerem os interferões, particularmente o interferão-a e o interferão-b, como uma terapia adequada para o CCM.[90]

CAPÍTULO 9

RABDOMIOSSARCOMA

Introdução

O rabdomiossarcoma (RMS) é um cancro constituído por células que normalmente se desenvolvem nos músculos esqueléticos.[86] De acordo com a American Cancer Society, o RMS compreende cerca de três por cento dos cancros infantis, com cerca de 350 novos casos a ocorrerem anualmente nos EUA, e afecta ligeiramente mais homens do que mulheres.[61] O rabdomiossarcoma (RMS) é o sarcoma pediátrico de tecidos moles mais comum e representa aproximadamente 4 a 5% de todas as doenças malignas infantis. A doença pode aparecer em qualquer órgão ou tecido e pode metastizar para o pulmão, medula óssea, osso e gânglios linfáticos.[108] O SMR é um tumor pequeno, redondo e de células azuis que surge normalmente no tecido muscular esquelético e pensa-se que tem origem em células mesenquimatosas provavelmente comprometidas com a linhagem do músculo esquelético.[61]

Histogénese

Pensa-se que o SMR surge a partir de células mesenquimatosas imaturas que estão comprometidas com a linhagem do músculo esquelético, mas também se sabe que estes tumores surgem em tecidos em que o músculo estriado não se encontra normalmente, como a bexiga urinária. Entre os tumores sólidos extracranianos da infância, o SMR é a terceira neoplasia mais comum, depois do neuroblastoma e do tumor de Wilms, representando 15% de todos os tumores sólidos.[2] Considera-se que o SMR resulta da alteração maligna de células mesenquimatosas primitivas em vez de músculo diferenciado. Estes tecidos mesenquimatosos primitivos apresentam uma tendência para a diferenciação miogénica e têm provavelmente origem em células satélite associadas à embriogénese do músculo esquelético. Pensa-se que os SMR têm origem em células imaturas destinadas a formar o músculo estriado esquelético; no entanto, estes tumores podem surgir em locais onde o músculo esquelético não se encontra tipicamente (por exemplo, a bexiga urinária). Os sarcomas indiferenciados (SDU) derivam do mesênquima que não pode ser atribuído a uma linhagem tecidular específica.[99]

Etiopatogénese

Não foram identificados factores etiológicos claros para explicar a ocorrência destes crescimentos neoplásicos malignos. Há, no entanto, cada vez mais provas de que as anomalias genéticas podem desempenhar um papel no desenvolvimento de algumas doenças malignas infantis, especialmente a SMR Estudos citogenéticos e moleculares identificaram translocações cromossómicas e mutações em oncogenes. O compromisso e a manutenção da diferenciação do músculo esquelético durante a miogénese normal do músculo esquelético, bem como na SMR, são regulados por uma família de genes estreitamente relacionados (por exemplo, myoD1, myogenin, myf-5, MRF-4), denominada família MyoD. Estes genes codificam uma série de proteínas de ligação ao ADN que controlam a ativação e a transcrição de genes que codificam enzimas e proteínas musculares, como a creatina quinase e a desmina. Destes genes, o myoD1 e o myf-5 contribuem muito provavelmente para a determinação do estado miogénico; enquanto a miogenina inclui a diferenciação terminal e pensa-se que o MRF-4 está envolvido na manutenção do fenótipo do músculo adulto maduro. O MyoD1 e a miogenina são considerados marcadores úteis para o diagnóstico da SMR e para a sua diferenciação de outros tumores dos tecidos moles.[99]

Características clínicas

A incidência de SMR é mais elevada em crianças com 1-4 anos de idade, diminuindo para uma taxa mais baixa aos 10-14 anos e mantendo-se estável entre os 15-19 anos de idade. É raro após os 45 anos de idade. Foi registada uma ligeira preferência pelo sexo masculino, com estes tumores a ocorrerem principalmente na primeira e segunda décadas de vida. Os sinais e sintomas de apresentação do EMR são variáveis, sendo influenciados pelo local de origem, pela idade do doente e pela presença ou ausência de metástases à distância. Os sinais e sintomas podem incluir dor, parestesia, perda de dentes e trismo, em resultado de factores como o estádio avançado do tumor, o crescimento infiltrativo e a localização do tumor. A história de traumatismo anterior é pouco frequente e a febre só raramente está presente. A cabeça e o pescoço são as regiões mais frequentemente afectadas, seguidas da órbita (35% dos casos), tronco e extremidades, órgãos intra-abdominais e trato geniturinário (23%).[99]

A predileção pelo local na cavidade oral varia de acordo com os diferentes autores, alguns consideram que o palato é o local mais comum, enquanto outros referem que a língua é o local mais comum. Existe um consenso geral de que a órbita é o local mais frequentemente afetado. As regiões da nasofaringe e do ouvido médio seguem-se em frequência, embora pelo menos um estudo importante sugira que o tecido mole do pescoço possa ser o segundo local mais comum. Os locais parameníngeos, que incluem a nasofaringe, a cavidade nasal, os seios paranasais, o pterigopalatino, a fossa infratemporal e o ouvido médio, têm sido associados à extensão direta para o sistema nervoso central (SNC) em 35% dos casos no prazo de 1 ano após o diagnóstico.

O aspeto clínico pode apresentar uma superfície lisa ou lobulada, por vezes de aspeto botrioide ou semelhante a um cacho de uva, e fixa-se definitivamente aos tecidos circundantes numa fase inicial. 30% de todos os RMS da cabeça e do pescoço têm a sua origem em estruturas intra-orais e faríngeas. Nos doentes afectados, o tumor expande-se e infiltra-se no músculo de onde se origina, apresentando-se inicialmente como um nódulo bem demarcado ou uma lesão polipoide com uma consistência mole ou gomosa. Quando estas lesões crescem rapidamente, podem causar dispneia, disfagia e tosse, incluindo obstrução respiratória aguda.

Os sintomas iniciais podem ser vagos e podem imitar outros sarcomas de tecidos moles da infância e da adolescência, como o fibrossarcoma, o leiomiossarcoma e o neurofibrossarcoma. Dos sarcomas que envolvem a cavidade oral em crianças, o rabdomiossarcoma, o sarcoma alveolar de partes moles, o fibrossarcoma, o leiomiossarcoma e o sarcoma de Kaposi são os mais comuns. No entanto, o neuroblastoma, outro tumor de pequenas células caracterizado por um padrão difuso de pequenas células redondas e pela presença de rosetas/pseudorosetas com material eosinofílico pálido, é bastante semelhante à variante alveolar do SMR. O nível frequentemente elevado de catecolaminas urinárias no neuroblastoma ajuda no diagnóstico diferencial.[99]

Algumas doenças hereditárias raras aumentam o risco de EMR (e normalmente também de outros tumores).

- Os membros das famílias com a síndrome de Li-Fraumeni têm mais probabilidades de desenvolver sarcomas (incluindo RMS), cancro da mama, leucemia e alguns outros tipos de cancro.
- As crianças com síndrome de Beckwith-Wiedemann têm um risco elevado de desenvolver tumor de Wilms, um tipo de cancro do rim, mas também podem desenvolver SMR.
- A neurofibromatose tipo 1, também conhecida como doença de von Recklinghausen, causa normalmente múltiplos tumores nervosos (especialmente nos nervos da pele), mas também aumenta o risco de EMR.
- A síndrome de Costello é uma anomalia congénita muito rara. As crianças com esta síndrome têm um peso elevado à nascença, mas depois não crescem bem e são pequenas. Também tendem a ter uma cabeça grande. São propensas a desenvolver RMS e outros tumores
- A síndrome de Noonan é uma doença em que as crianças são baixas, têm defeitos cardíacos e são mais lentas do que as crianças normais no desenvolvimento de capacidades físicas e na aprendizagem. Também correm um risco mais elevado de desenvolver a síndrome de Noonan.[85]

<u>**Classificação**</u>

A classificação padrão continua a ser a proposta por Horn e Enterline em 1958, que dividiu o tumor em quatro subgrupos: embrionário, alveolar, botrioide e pleomórfico e observou que o botrioide era efetivamente um subtipo do embrionário. Uma vez que não existia um acordo global entre os patologistas que utilizavam a classificação convencional, foi proposto um sistema de classificação internacional para o EMR infantil. Este sistema está a ser utilizado em todos os novos estudos do Intergroup rhabdomyosarcoma study (IRS) a partir do IRS IV. A distribuição histológica do tumor no IRS III é mostrada abaixo.[2]

Sistema de classificação internacional para rabdomiossarcomas infantis[76]

I Prognóstico superior

a) Botryoid

b) Célula fusiforme

II Prognóstico intermédio

a) Embrionário

III Mau prognóstico

a) Alveolar

b) Sarcomas indiferenciados

<u>**Distribuição histológica do rabdomiossarcoma infantil[87]**</u>

Histologic type	Percentage
Embryonal	59.4
Alveolar	18.5
Pleomorphic	0.5
Undifferentiated	0.5
RMS, type undetermined	13
Extraosseous Ewing's sarcoma	3.6

Estadiamento clínico

É fundamental avaliar a extensão do tumor em cada doente, uma vez que a terapêutica e o prognóstico dependem do grau de disseminação da massa para além do local primário. Historicamente, têm sido utilizados vários sistemas de estadiamento cirúrgico-patológico, mas o sistema de estadiamento de grupos clínicos, desenvolvido pelo IRS em 1972, tem sido o mais utilizado. O comité do IRS adoptou agora uma modificação do chamado sistema TNM

Sistema de agrupamento clínico utilizado pelo IRS I a III

Grupo I: Doença localizada, completamente ressecada

A. Confinados ao órgão ou músculo de origem.

B. Infiltração fora do órgão ou músculo de origem; nódulos regionais não envolvidos.

Grupo II: Ressecção total macroscópica com evidência de disseminação regional

A. Tumores ressecados grosseiramente com tumor residual "microscópico".

B. Doença regional completamente ressecada com nódulos regionais envolvidos, extensão do tumor para órgãos adjacentes ou ambos.

Grupo III: Ressecção incompleta ou biopsia com doença residual grosseira remanescente.

A. Tumor localizado ou localmente extenso, doença residual grosseira apenas após biópsia.

B. Tumor localizado ou localmente extenso, doença residual macroscópica após ressecção "major" (>50% de redução de volume).

Grupo IV: Tumor primário de qualquer dimensão, com ou sem envolvimento de gânglios linfáticos regionais, com metástases à distância, independentemente da abordagem cirúrgica do tumor primário.[2]

1. Variante embrionária: Representa aproximadamente 49% de todos os rabdomiossarcomas e afecta sobretudo crianças com menos de 10 anos de idade, mas também ocorre em adolescentes e adultos jovens. É raro em doentes com mais de 40 anos de idade.

2. Variante alveolar: Representa quase 30% de todos os rabdomiossarcomas e tende a surgir em doentes do grupo etário dos 10 aos 25 anos. Tem predileção pelos tecidos moles profundos das extremidades. O tumor pode também surgir noutros locais, embora sejam raros.

3. Variante pleomórfica: Trata-se de uma variante rara que surge quase sempre em adultos com mais de 45 anos. Surgem maioritariamente nos tecidos moles profundos das extremidades. Enzinger e Weiss propuseram duas possibilidades histogenéticas para o rabdomiossarcoma: (a) origem primitiva e indiferenciada do mesênquima e (b) origem embrionária do tecido muscular.[99]

Espectro histopatológico

A maioria dos rabdomiossarcomas orais é do tipo embrionário, com células tumorais pequenas, redondas ou ovais que se assemelham a células musculares voluntárias embrionárias ou em desenvolvimento.

Estas células têm um citoplasma eosinofílico finamente granular, com poucas células a demonstrarem fasciculações ou estrias cruzadas. Existe frequentemente um material fibrilar que confere uma zona clara à volta do núcleo, e o próprio núcleo está tipicamente aumentado. Por outro lado, os tumores mais bem diferenciados apresentam rabdomioblastos alongados, em forma de cinta ou de girino. Ocasionalmente, podem também ser observadas células gigantes com núcleos aumentados ou múltiplos. As figuras mitóticas são frequentemente observadas e podem ser anormais. O estroma de fundo é escasso e consiste em tecido fibroso moderadamente frouxo a denso. Observa-se frequentemente um fundo de células mesenquimatosas ovóides pouco diferenciadas e são frequentemente observadas zonas mixóides no estroma.

A SMR alveolar é tipicamente constituída por pequenas células redondas densamente compactadas, dispostas em torno de espaços que se assemelham a alvéolos pulmonares. Foi identificada uma forma variante sólida de RMS alveolar, que consiste em pequenas células redondas densamente compactadas sem os espaços alveolares característicos. Não parece existir qualquer significado prognóstico para a variante alveolar sólida. Os tumores alveolares apresentam um marcador de translocação cromossómica distintivo, normalmente t(2;13)(q35;q14). Atualmente, o EMR pleomórfico é raramente diagnosticado e caracteriza-se por grandes agregados de células anaplásicas.[99]

Diagnóstico

Os principais componentes da avaliação de uma suspeita de EMR incluem a determinação da extensão da doença primária através da utilização de ressonância magnética (RM) (por exemplo, em tumores da extremidade ou da região da cabeça e pescoço) ou de ultrassonografia (em EMR pélvico). Os doentes com doença parameníngea devem ser avaliados com uma RMN com gadolínio. A avaliação radiológica de uma possível doença metastática deve incluir uma TAC torácica e uma cintigrafia óssea com difosfonato de tecnécio-99m. Os locais que parecem anormais na cintilografia óssea devem ser investigados mais aprofundadamente, conforme necessário. Determinados locais de tumor têm uma propensão para padrões específicos de disseminação, pelo que este facto deve ser considerado no processo de avaliação.[18]

Classificação do estadiamento pré-tratamento TNM para o EMR

Stage	Sites	T	Size	N	M
1	Favorable	T1 or T2	a or b	N0 or N1 or Nx	M0
2	Unfavorable	T1 or T2	a	N0 or Nx	M0
3	Unfavorable	T1 or T2	a	N1	M0
			b	N0 or N1 or Nx	M0
4	Either	T1 or T2	a or b	N0 or N1	M1

Definições

Local: Os locais favoráveis são órbita, cabeça e pescoço (excluindo param,eníngeos) ou geniturinário (excluindo bexiga/próstata) Os locais desfavoráveis são bexiga/próstata, paramenígeos, extremidades, tronco e todos os outros

Tumor:

T1 = Tumor confinado ao local anatómico de origem

   a) <5 cm de diâmetro
   b) >5 cm de diâmetro

T2 = Extensão e/ou fixação aos tecidos circundantes

   a) <5 cm de diâmetro
   b) >5 cm de diâmetro

Nódulos regionais: N0, Nódulos regionais não clinicamente envolvidos N1, Nódulos regionais clinicamente envolvidos pelo tumor Nx, Estado clínico dos nódulos regionais desconhecido (especialmente locais que impedem a avaliação dos nódulos linfáticos)

Metástases: M0, sem metástases à distância M1, presença de metástases.[2]

Factores de prognóstico

As variáveis de prognóstico mais importantes identificadas parecem ser a extensão da doença, ou seja, os doentes com agrupamento clínico (GC) -IV ou estádio TNM 4 têm pior desempenho do que os outros. Entre o EMR localizado, os tumores que são completamente excisados cirurgicamente (GC-I) têm uma melhor taxa de sobrevivência do que aqueles com resíduos microscópicos ou aqueles que são lesões localmente extensas (GC-II). Os doentes com tumores residuais grosseiros (CG-III) têm menos sucesso, mas são muito melhores do que os doentes do CG-IV. A histologia é também um importante fator de prognóstico. Os dados agrupados das IRS I, II e III mostram que a sobrevivência aos 5 anos está relacionada com a histologia, com 95% para o sarcoma botrioide, 75% para o sarcoma pleomórfico, 66% para o embrionário, 54% para o alveolar e 40% para o RMS indiferenciado.

Outras variáveis de prognóstico desfavoráveis são a idade mais avançada no momento do diagnóstico, a presença de metástases regionais de LN nos tumores das extremidades e paratesticulares, a presença de erosões ósseas extensas nos tumores parameníngeos cranianos, a atividade proliferativa do ADN (fração da fase S >15%) e os tumores embrionários diplóides. A variável prognóstica mais significativa é a resposta ao tratamento, porque aqueles que nunca atingem a obliteração completa do tumor não sobrevivem.[2]

Princípios do tratamento da EMSR

Existem três modalidades de tratamento de crianças com EMR. Estas são a cirurgia, a radioterapia para controlo do tumor residual volumoso ou microscópico e a quimioterapia sistémica combinada para citorredução primária e erradicação de metástases grosseiras e micrometástases.

A cirurgia é a forma mais rápida de ablação da doença e deve ser sempre efectuada se a função ou a estética subsequentes não forem muito afectadas. A cirurgia inclui a ressecção completa do tumor primário com margens circundantes de tecido não envolvido durante a cirurgia inicial e em qualquer operação subsequente. Se for detectada doença residual microscópica após a ressecção inicial, está indicada uma reexcisão da área antes de qualquer outro tratamento não cirúrgico. Os procedimentos de redução de volume não têm qualquer valor, uma vez que a biopsia inicial e a terapêutica neo-adjuvante resultam numa diminuição do tumor, permitindo uma ressecção completa numa segunda cirurgia. Isto é melhor do que as ressecções parciais ou marginais.[2]

Princípios da radioterapia

A radioterapia (RT) é uma ferramenta importante no tratamento da EMSR. Pode erradicar as células tumorais residuais, especialmente na região da cabeça e do pescoço e na pélvis. De acordo com os protocolos do IRSG, todos os EMR devem receber RT para conseguir um controlo local a longo prazo dos tumores.

<u>**Princípios da quimioterapia**</u>

Todos os doentes com EMR devem receber quimioterapia combinada, uma vez que existem amplas provas de que a terapêutica adjuvante ou neoadjuvante melhora significativamente a sobrevivência. A quimioterapia deve ser iniciada o mais rapidamente possível após a conclusão dos estudos de diagnóstico ou da excisão primária, uma vez que o principal papel da quimioterapia é a erradicação dos focos microscópicos de doença (locais e distantes), melhorando assim o controlo local e a sobrevivência. A quimioterapia pré-operatória também pode ser utilizada em tumores irressecáveis para os reduzir a um tamanho ressecável. A atual quimioterapia de primeira linha de referência consiste em vincristina, actinomicina D e ciclofosfamida (VAC), tendo sido iniciada por Wilbur et al. Os dois regimes convencionais mais frequentemente utilizados são: vincristina/actinomicina D intensiva (VA intensiva) e vincristina/actinomicina D/ciclofosfamida por impulso (VAC por impulso).[2]

CAPÍTULO 10

TUMOR NEUROECTODÉRMICO PRIMITIVO

Introdução

Tumor neuroectodérmico primitivo (PNET) é um termo genérico utilizado para descrever um grupo de neoplasias histologicamente indistinguíveis, incluindo meduloblastomas cerebelares, que se localizam em vários sítios do SNC. O termo tumor neuroectodérmico primitivo (PNET) foi definido por Hart e Earle em 1973 como uma neoplasia cerebral maligna, neuroepitelial, encontrada principalmente em crianças.[74] O tumor neuroectodérmico primitivo periférico (pPNET) é uma neoplasia de tecidos moles altamente maligna que metastiza rápida e amplamente. É um tipo de tumor de pequenas células com origem neuroectodérmica e ocorre geralmente na infância ou na primeira infância. [77] Estes tumores continuam a ser um enigma para os classificadores porque são pouco frequentes, são por vezes confundidos com tumores metastáticos e apresentam frequentemente áreas focais de diferenciação glial e/ou neuronal, para além de um componente mesenquimal proeminente, o que aumenta a confusão. Por estas razões, os tumores neuroectodérmicos primitivos são geralmente designados por uma variedade de nomes: "neuroblastoma", "meduloblastoma cerebral", "neoplasia indiferenciada de pequenas células" e "glioma não classificado".[33]

Histogénese

A nível molecular, o sarcoma de Ewing/PNET é caracterizado por translocações cromossómicas t(11:22)(q24;q12) que conduzem à proteína de fusão EWS/FLII MIC2, que pode ser detectada imuno-histoquimicamente pelo anticorpo O13 (CD99)[62] . PNET OU "NEURO-epitelial" são nomes utilizados para descrever tumores compostos por células indiferenciadas que se assemelham a células germinais ou matriciais do tubo neural embrionário. Implícita em ambos os nomes está a capacidade destas células tumorais de se diferenciarem ao longo das linhas neuronais ou gliais. Neuroectodérmico é o nome preferível para os nossos objectivos, uma vez que neuroepitelial implica um tecido de cobertura ou de revestimento, e também porque existe um tumor específico chamado neuroepitelioma.[33] .

Classificação

Em 1973, Hart e Earle descreveram o PNET como um grupo de pequenos tumores de células redondas do sistema nervoso central e periférico, derivados de células precursoras neuroectodérmicas fatais.[77] Os PNET podem ser classificados em duas grandes categorias com características clínicas, perfis imuno-histoquímicos e genética diferentes:

(i)   PNET central (cPNET) e

(ii)   PNET periférico (pPNET)[50]

PNET periférico:

O tumor neuroectodérmico primitivo periférico (pPNET) é uma neoplasia de tecidos moles altamente maligna que metastiza rápida e amplamente.[32] Os tumores neuroectodérmicos periféricos também são conhecidos como neuroepitelioma periférico e neuroblastoma periférico.[41] Alguns casos de pPNET foram descritos como ocorrendo no mediastino, retroperitoneu, pélvis, troncos, extremidades, região da cabeça e pescoço e intestino delgado.[12] Atualmente, PNET é o termo preferido para descrever uma família de tumores caracterizada por uma translocação cromossómica recíproca específica e reprodutível t(11;22) (q24;q12), que codifica uma proteína que provoca a transformação maligna das células da crista neural. Pensa-se que o sarcoma de Ewing e o pPNET são tumores intimamente relacionados. A diferença entre o PNET e o sarcoma de Ewing é a presença de diferenciação neural. A parede torácica é o local predominante do PNET e há poucos relatos na cavidade nasal e seios paranasais. Este é um caso raro de PNET que surge no trato nasossinusal, com apenas um caso relatado na Coreia. Devido à sua natureza agressiva, é importante fazer um diagnóstico correto do PNET.

Microscopicamente, os PNETs apresentam-se como pequenas placas de células redondas ou lóbulos com a presença de rosetas Homer-Wright. As características ultra-estruturais incluem placas de células tumorais primitivas com núcleos grandes, redondos, ovais ou irregulares, com nucléolos proeminentes e citoplasma escasso. Os achados mais distintos são a presença de processos citoplasmáticos longos e interdigitantes contendo filamentos gliais com diferenciação, e a presença de grânulos e microtúbulos densos no núcleo com diferenciação neuronal.

A imuno-histoquímica dos PNETs demonstrou uma imunocoloração positiva para a enolase específica dos neurónios, sinaptofisina, proteína S-100, produto do gene da proteína 9.5, secretogranina II, vimentina e queratina. A amostra colhida da cirurgia anterior mostrou uma imunocoloração positiva para a enolase específica dos neurónios e a sinaptofisina, mas negativa para o antigénio comum dos leucócitos, a Ubiquitina carboxi-terminal hidrolase L1, o anticorpo CD20, o CD68 e a citoqueratina. A biopsia por punção da massa que voltou a crescer mostrou uma imunocoloração positiva para a vimentina e a proteína S-100, mas negativa para o antigénio comum dos leucócitos e a citoqueratina.[77]

O sucesso do tratamento requer uma abordagem multimodal que inclua cirurgia, quimioterapia e radioterapia adjuvante. Mesmo com uma cirurgia radical combinada com quimioterapia, o prognóstico continua a ser muito mau. A taxa de sobrevivência em dois anos é inferior a 65% e é drasticamente reduzida para 25% quando o tamanho do tumor é superior a 5 cm. Os doentes com pPNETs em locais da cabeça e do pescoço têm geralmente uma evolução desfavorável, com uma taxa de sobrevivência aos três anos de apenas 50%. Metástases à distância na apresentação são comuns, com até 31%. Por conseguinte, é importante efetuar uma investigação metastática intensiva aquando do diagnóstico inicial de PNET. A recorrência é frequente.

PNET central

O cPNET e o pPNET são entidades clínicas diferentes, com diferentes localizações, perfis imuno-histoquímicos e genética. O cPNET é um tumor embrionário que deriva do sistema nervoso central (SNC), enquanto o pPNET surge fora do SNC e está agrupado na família de tumores do sarcoma de Ewing. Frequentemente, a distinção entre o cPNET e o pPNET não é complicada devido à localização do tumor. [50] Os PNETs centrais (cPNET) desenvolvem-se a partir do sistema nervoso central (SNC) e os PNETs periféricos (pPNET), supostamente a partir da crista neural. Tanto o cPNET como o pPNET são tumores agressivos e têm taxas de sobrevivência semelhantes. No entanto, diferem na sua apresentação clínica e no padrão de disseminação. Têm também perfis imunohistoquímicos distintos e a evolução clínica e os protocolos de tratamento também diferem. O cPNET dissemina-se frequentemente através do líquido cefalorraquidiano e raramente metastiza para fora do SNC, enquanto o pPNET pode disseminar-se para locais distantes.[15]

Características clínicas

A maioria dos doentes são jovens adultos ou adolescentes, a maioria dos quais tem menos de 30 anos de idade. Existe uma ligeira predileção pelo sexo masculino e a doença é mais comum em não caucasianos. Não há provas de predileção familiar ou de uma associação com factores ambientais. Pode surgir virtualmente em qualquer local, mas é mais comum nos tecidos moles profundos das extremidades. Os locais mais comuns são a parte superior da coxa e as nádegas, seguidas da parte superior do braço e do ombro. Os tumores que estão inicialmente ligados a um nervo importante podem dar origem a sinais e sintomas relacionados com a diminuição da função neurológica.

Em geral, o tumor apresenta-se como uma massa de crescimento rápido, localizada profundamente, medindo 5-10 cm de diâmetro máximo. O tumor é doloroso em cerca de um terço dos casos. Se houver envolvimento de nervos periféricos ou da medula espinal, podem ocorrer perturbações sensoriais ou motoras progressivas.

Diagnóstico diferencial

O neuroblastoma entra no diagnóstico diferencial devido à idade jovem de alguns doentes, à localização paraventral frequente do tumor e à presença de rosetas de Homer Wright em alguns tumores. A idade média dos doentes é superior à dos doentes com neuroblastoma. Os doentes com neuroblastoma apresentam níveis elevados de metabolitos de catecolaminas na urina, características não encontradas no PNET.

O rabdomiossarcoma alveolar pode apresentar áreas celulares densamente compactadas semelhantes, especialmente na sua periferia, mas, em geral, os seus núcleos contêm mais cromatina e tendem a ter um contorno mais irregular.[21]

O sarcoma sinovial pouco diferenciado é composto por pequenas células redondas frequentemente dispostas em torno de uma vasculatura semelhante a um hemangiopericitoma. Os subconjuntos de citoqueratinas são úteis, uma vez que 60% a 70% dos sarcomas sinoviais pouco diferenciados coram para as citoqueratinas 7 e 19, ao passo que o PNET raramente ou nunca as expressa.

O condrossarcoma mesenquimal é caracterizado pelo aparecimento bifásico de pequenos ninhos ou nódulos de cartilagem bem diferenciada misturada com células redondas indiferenciadas, o que pode não ser observado numa pequena amostra de biópsia de PNET. Imunohistoquimicamente, o condrossarcoma mesenquimal exprime normalmente marcadores neurais, como a enolase específica dos neurónios e a proteína S-100.[21]

Achados histológicos

O aspeto macroscópico do tumor é variável. Em geral, é multilobulado, macio e friável; raramente excede 10 cm de diâmetro máximo. A superfície de corte tem um aspeto amarelo-acinzentado ou cinzento-acastanhado, frequentemente com grandes áreas de necrose, formação de quistos ou hemorragia. Apesar da necrose extensa, a calcificação pode ser rara.[21]

Microscopicamente, os PNETs apresentam-se como pequenas placas de células redondas ou lóbulos com a presença de rosetas Homer-Wright. As características ultra-estruturais incluem placas de células tumorais primitivas com núcleos grandes, redondos, ovais ou irregulares, com nucléolos proeminentes e citoplasma escasso. Os achados mais distintos são a presença de processos citoplásmicos longos e interdigitantes contendo filamentos gliais com diferenciação, e a presença de grânulos e microtúbulos densos no núcleo com diferenciação neuronal.

A imuno-histoquímica dos PNETs demonstrou uma imunocoloração positiva para a enolase específica dos neurónios, sinaptofisina, proteína S-100, produto do gene da proteína 9.5, secretogranina II, vimentina e queratina. A amostra colhida da cirurgia anterior mostrou uma imunocoloração positiva para a enolase específica dos neurónios e a sinaptofisina, mas negativa para o antigénio comum dos leucócitos, a Ubiquitina carboxi-terminal hidrolase L1, o anticorpo CD20, o CD68 e a citoqueratina. A biopsia por punção da massa que voltou a crescer mostrou uma imunocoloração positiva para a vimentina e a proteína S-100, mas negativa para o antigénio comum dos leucócitos e a citoqueratina.

Tratamento

O tratamento requer uma abordagem multimodal, incluindo cirurgia, quimioterapia e radioterapia adjuvante. No entanto, a recorrência ocorreu 15 anos após o tratamento. Mesmo com uma cirurgia radical combinada com quimioterapia, o prognóstico continua a ser muito mau. A taxa de sobrevivência aos dois anos é inferior a 65% e é drasticamente reduzida para 25% quando o tamanho do tumor é superior a 5 cm. A ocorrência de metástases à distância à data da apresentação é comum, podendo atingir os 31%.16) Por conseguinte, é importante efetuar uma investigação metastática intensiva aquando do diagnóstico inicial do PNET.[21]

CAPÍTULO 11

SARCOMA SINOVIAL

Introdução

O sarcoma sinovial é uma neoplasia mesenquimal associada a translocação que representa cerca de 10% de todos os sarcomas de tecidos moles[25] . O sarcoma sinovial foi inicialmente descrito por Simon em 1865. Foi denominado "sarcoma sinovial" em 1934 por Sabrazes devido à sua semelhança com o tecido sinovial em desenvolvimento à microscopia ótica. O termo "sarcoma sinovial", no entanto, é um termo incorreto. As células tumorais não partilham as mesmas características imunohistoquímicas e ultra-estruturais da sinóvia normal. Estudos recentes baseados em microarranjos de cDNA revelaram que o perfil de expressão genética do sarcoma sinovial está intimamente relacionado com o tumor maligno da bainha do nervo periférico derivado da crista neural. [88]

Histogénese

Estudos recentes baseados em microarranjos de cDNA revelaram que o perfil de expressão genética do sarcoma sinovial está intimamente relacionado com o tumor maligno da bainha do nervo periférico derivado da crista neural.[88] Mais de 90% dos sarcomas sinoviais apresentam uma translocação recíproca equilibrada específica entre o cromossoma X e o cromossoma 18: t(X;18)(q11.2;q11.2).[68] Esta translocação resulta na fusão entre o gene SYT em 18q11 e um dos genes da família SSX, SSX1 ou SSX2, em Xp11. Quase todos os sarcomas sinoviais biofásicos clássicos apresentam a fusão SYT-SSX1, enquanto a maioria dos tumores monofásicos apresenta a fusão SYTSSX2. Para a forma pouco diferenciada de sarcoma sinovial, o tipo de fusão de genes não foi bem caracterizado.[88]

Características clínicas

Ocorre habitualmente em crianças e adultos jovens, com um rácio de 1,2 entre homens e mulheres. O tumor surge tipicamente nos tecidos moles peri-articulares das extremidades inferiores e muitas vezes invade localmente. Também pode metastizar à distância, especialmente para o pulmão e para os gânglios linfáticos. O sarcoma sinovial clássico tem um aspeto bifásico e é composto por placas de células fusiformes e células epiteliais nitidamente segregadas que formam áreas semelhantes a glândulas. Uma segunda forma de sarcoma sinovial é monofásica e consiste apenas num componente sarcomatoso. A grande maioria dos sarcomas sinoviais são destas duas formas. Uma forma relativamente rara de sarcoma sinovial é a forma pouco diferenciada, que apresenta pequenas células fusiformes ou redondas hipercelulares com uma elevada relação núcleo/citoplasma e mitose ativa, assemelhando-se a "pequenos tumores azuis de células redondas", ou seja, sarcoma de Ewing/PNET, rabdomiossarcoma, neuroblastoma ou linfoma.

A apresentação mais comum é uma massa que aumenta gradualmente de tamanho e que está frequentemente associada a dor e sensibilidade. Frequentemente, produzem um sistema de disfagia, dispneia ou rouquidão. Os tumores orais são mais frequentemente registados na língua e na bochecha.[68]

Classificação

Os sarcomas sinoviais incluem variantes **monofásicas, bifásicas e pouco diferenciadas** ("células redondas"). O sarcoma sinovial monofásico apresenta uma sobreposição morfológica considerável com outros tumores de células fusiformes, especialmente MPNST e SFT, enquanto o sarcoma sinovial pouco diferenciado pode ser difícil de distinguir de outros sarcomas de células redondas, especialmente o sarcoma de Ewing/PNET.

A análise imunohistoquímica desempenha um papel fundamental no diagnóstico diferencial. No entanto, os marcadores imuno-histoquímicos habitualmente utilizados, como as citoqueratinas, o antigénio da membrana epitelial e o bcl-2, não são sensíveis nem específicos do sarcoma sinovial. Além disso, os marcadores de outros tipos de tumores no diagnóstico diferencial, incluindo a proteína S-100 e o CD99, também são frequentemente expressos pelo sarcoma sinovial.[68]

Características histopatológicas

O sarcoma sinovial clássico é um tumor bifásico que consiste numa combinação de células fusiformes e células epiteliais. As células fusiformes geralmente predominam e produzem um padrão que é semelhante ao fibrossarcoma. Dentro deste fundo de células fusiformes encontram-se grupos de células epiteliais cuboidais a colunares que rodeiam espaços semelhantes a glândulas ou formam ninhos, cordões ou espirais. As calcificações são observadas em cerca de 30% dos casos. O tumor monofásico é constituído principalmente ou inteiramente por células fusiformes.[68]

Imagiologia

O sarcoma sinovial aparece como massas de tecido mole, normalmente sem erosão do tecido adjacente. A TC e a RMN podem revelar uma massa homogénea e bem demarcada, ocasionalmente com múltiplos focos de calcificação.[23]

Tratamento e prognóstico

O tratamento consiste geralmente na excisão cirúrgica radical, eventualmente com radioterapia ou quimioterapia adjuvantes. O prognóstico é mau porque o tumor tem uma elevada taxa de recorrência e de metástases.[82] Devido ao mau prognóstico associado às metástases à distância, são defendidos regimes de tratamento multimodais.[23]

CAPÍTULO 12

TUMOR DE WILMS

Introdução

O nefroblastoma ou tumor de Wilms é o tumor renal maligno mais comum em crianças. Representa aproximadamente 5-6% das neoplasias em crianças e é raro na população adulta. O tumor de Wilms, cujo nome deriva do nome do cirurgião alemão do século XIX Carl Max Wilhelm Wilms, deriva provavelmente do blastema metanéfrico primitivo.[102] Os tumores de Wilms são os cancros mais comuns em crianças que têm início nos rins. A maioria dos tumores de Wilms são unilaterais, o que significa que afectam apenas um rim. Na maioria das vezes existe apenas um tumor, mas 5% a 10% das crianças com tumores de Wilms têm mais do que um tumor no mesmo rim. Cerca de 5% das crianças com tumores de Wilms têm doença bilateral (cancro em ambos os rins).[104]

Histogénese

O neuroblastoma e o tumor de Wilms são os tumores intra-abdominais comuns de células redondas da primeira infância.[62] deriva provavelmente do blastema metanéfrico primitivo. O aspeto histológico é caracterizado por uma grande diversidade estrutural. O tumor de Wilms clássico é composto por três tipos de células - blastemal, estromal e epitelial; embora a ocorrência dos três tipos no mesmo caso seja pouco frequente.

Base genética e mecanismo molecular da doença

WT1 : Este gene supressor de tumores está alojado no locus 11p13 e foi clonado em 1990. Esta região também contém o gene PAX6 relacionado com a síndrome do tumor de Wilms, aniridia, anomalias genitourinárias e atraso mental (WAGR).

WT2 : Este gene ocupa o locus 11p1519 e tem sido classicamente associado a síndromes de crescimento excessivo como a síndrome de Beckwith-Wiedemann. No entanto, estudos recentes sugeriram a associação do WT2 em todos os indivíduos com tumor de Wilms depois de terem demonstrado que os defeitos constitucionais em 11p15 são uma das causas mais comuns.

WT3 : O gene 16q apresenta perda de heterozigosidade em 17-20% dos tumores de Wilms e tem sido associado à E-caderina como supressor tumoral derivado desta região.

WTX : Este gene está alojado no cromossoma X e está inactivado em 30% dos tumores de Wilms e parece seguir a "hipótese de um único sucesso". Nos homens, a inativação da cópia única do cromossoma X e, nas mulheres, a inativação da cópia ativa seguem um padrão monoalélico que conduz a um aumento da tumorogénese.[62]

Classificação

Os nefroblastomas devem ser classificados em tipos histológicos favoráveis e desfavoráveis, com base na presença ou ausência de anaplasia. Os critérios para o diagnóstico de anaplasia incluem o achado de mitoses atípicas, aumento nuclear (três vezes o tamanho mínimo das células adjacentes) e hipercromasia. Está presente em cerca de 5% dos tumores, é rara em crianças com menos de 2 anos e aumenta para até 13% depois dos 5 anos de idade. A anaplasia é classificada como focal ou difusa. A anaplasia focal ocorre apenas numa região do tumor que é completamente ressecada e não está presente em extensões vasculares ou locais metastáticos. Por outro lado, a anaplasia difusa inclui anaplasia multifocal, anaplasia num local extrarrenal, numa biopsia aleatória e atipia nuclear marcada.[62]

Características clínicas

O tumor de Wilms apresenta-se geralmente como uma massa abdominal indolor detectada pelo cuidador, 30% podem ter hematúria e 25% hipertensão. Os doentes sintomáticos podem apresentar hemorragia ou rutura do tumor causando dor. A hematúria macroscópica pode indicar comprometimento do sistema coletor ou ureteral. Alguns doentes podem apresentar sintomas atípicos secundários à compressão de estruturas circundantes (10%) ou à invasão de estruturas vasculares (4%). Cerca de 4% dos tumores apresentam envolvimento da veia cava ou auricular, enquanto o envolvimento da veia renal é observado em 11%. Estes sintomas incluem varicocele, hepatomegalia, ascite e insuficiência cardíaca.

O tumor de Wilms pode estar associado a síndromes paraneoplásicas, como a policitemia, a doença de von Willebrand (8%), a deficiência de fator VII e pode produzir ACTH. Sintomas inespecíficos, como febre, perda de peso, mal-estar e anorexia, podem estar relacionados com o tumor de Wilms. As síndromes associadas ao tumor de Wilms incluem hemihipertrofia, atraso mental, macrossomia, aniridia, malformações genitais e nefropatia, dependendo da síndrome que estiver presente.

Histopatologia

Características macroscópicas As células dos tumores de Wilms são geralmente moles e friáveis, pelo que é necessário um cuidado especial ao seccionar para evitar a transferência de células para as margens ou outras áreas. Recomenda-se a colheita de amostras para estudos adicionais, como microscopia eletrónica em glutaraldeído e secção congelada para estudos de genética molecular. Os nefroblastomas são geralmente massas esféricas de cor cinzenta ou bronzeada. As áreas com necrose são mais frequentes quando tratadas no pré-operatório.

Características Microscópicas O tumor de Wilms apresenta classicamente um aspeto trifásico com elementos blastémicos, epiteliais e estromais. As proporções relativas destes componentes variam muito, dificultando a interpretação das biopsias. A morfologia do componente epitelial é descrita como estruturas tubulares, em roseta e glomeruloides. O componente blastemal manifesta-se como um pequeno tumor redondo de células azuis com células ovóides, elevado rácio núcleo-citoplasma, sobreposição nuclear, núcleos muito compactados e mitoses. Foram descritos diferentes padrões para o componente blastemal, como difuso, serpentino, nodular e basilóide. O componente estromal pode variar entre áreas hipocelulares e frouxas de células estreladas imaturas num fundo mixoide e células fusiformes bem compactadas que recapitulam o mesênquima primitivo.

Dois grupos de grande dimensão estratificaram a histologia do tumor de Wilms. O National Wilms' Tumor Study Group e o Children's Oncology Group (NWTSG e COG) da América do Norte utilizam esta classificação de anaplasia, mas o outro grupo, a International Society of Paediatric Oncology (SIOP) da Europa, analisa o risco,

A. Para casos pré-tratados [62]

a. Tumores de baixo risco

- Nefroma mesoblástico
- Nefroblastoma cístico parcialmente diferenciado
- Nefroblastoma completamente necrótico

b. Tumores de risco intermédio

- Nefroblastoma de tipo epitelial
- Tipo de nefroblastoma
- Nefroblastoma de tipo misto
- Nefroblastoma de tipo regressivo
- Anaplasia focal de nefroblastoma

c. Tumores de alto risco

- Nefroblastoma de tipo blastemal
- Nefroblastoma anaplasia difusa
- Sarcoma de células claras do rim
- Tumor rabdoide do rim

B. Para casos de nefrectomia primária

a. Baixo risco

- Nefroma mesoblástico
- Nefroblastoma cístico parcialmente diferenciado

b. Tumores de risco intermédio

- Nefroblastoma não anaplásico e suas variantes
- Anaplasia focal de nefroblastoma

c. Tumores de alto risco

- Nefroblastoma anaplasia difusa
- Sarcoma de células claras do rim
- Tumor rabdoide do rim

Estudos de imagiologia

A ecografia abdominal ou renal é o primeiro exame imagiológico para o tumor de Wilms e permite a identificação precisa da massa renal, do comprometimento dos órgãos adjacentes e do trombo tumoral com extensão para a veia renal e/ou veia cava inferior, especialmente quando se utiliza o Doppler a cores. Tipicamente, o tumor é grande, com massas sólidas hiperecogénicas e áreas quísticas. Quando associado a nefroblastomatose difusa, pode ser detectada uma banda hipoecóica espessa com a ecografia.

Normalmente, a TC é preferida à RM, uma vez que os doentes não necessitam de sedação e a TC está mais amplamente disponível. Na TC, o tumor é heterogéneo e tem menos realce do que o parênquima renal normal. Na RM, o tumor apresenta-se heterogéneo e hipointenso em T1 ou hipoisointenso em relação ao córtex renal, com áreas necróticas ou quísticas hiperintensas em T2.

Tratamento

Durante o último século, foram alcançadas melhorias significativas na sobrevivência dos doentes com tumor de Wilms, sendo que a sobrevivência inicial de 2 anos era de 0% e, com a terapia atual, atinge agora quase 100%. Uma nefrectomia radical transperitoneal adequada desempenha o papel principal e crítico na cura de doentes com tumor de Wilms. Durante o procedimento, é necessário um cuidado especial para evitar o derrame de células tumorais, o que pode afetar as taxas de recorrência. A quimioterapia pré-operatória pode reduzir o tumor e diminuir o risco de extravasamento de células tumorais.[62]

<u>**Síndromes associadas ao Tumor de Wilms**</u>

1. Síndrome de Beckwith-Wiedemann: Trata-se de uma síndrome de crescimento excessivo definida pela presença de macroglossia, macrossomia e defeito na parede abdominal.
2. Síndrome de WAGR: A síndrome que envolve o tumor de Wilms, aniridia completa ou parcial, anomalias geniturinárias (criptoquidismo ou genitais externos ambíguos) e atraso mental (WAGR) foi inicialmente descrita por Miller et al em 1964.
3. Síndrome de Denys-Drash: Esta síndrome é classicamente descrita com a tríade de tumor de Wilms, nefropatia e anomalias geniturinárias, que variam desde alterações ligeiras até ao pseudo-hermafroditismo.
4. Síndrome de Perlman: Trata-se de uma doença caracterizada por macrossomia neonatal, polihidrâmnio, nefromegalia, displasia renal, nefrónio-blastomatose, aspeto facial caraterístico e predisposição para o tumor de Wilms.[62]

CAPÍTULO 13

HEMANGIOPERICITOMA

Introdução

O hemangiopericitoma (HPC) é um tumor raro com uma localização pouco comum no sistema nervoso central. Só recentemente foi incluído (classificação da OMS de 1993) num grupo específico de tumores do SNC e, subsequentemente (classificação da OMS de 1997 e 2000), como um grupo autónomo, enquanto antes era confundido com tumores meníngeos.[96] O hemangiopericitoma é um tumor raro de tecidos moles, de origem vascular, derivado de um pericito de Zimmerman, que é uma célula muscular lisa modificada que rodeia os pequenos vasos sanguíneos. Este tipo de tumor foi descrito pela primeira vez por Stout e Murray em 1942.[43] O termo hemangiopericitoma foi cunhado pela primeira vez por Stout e Murray em 1942.[56] O hemangiopericitoma é um tumor mesenquimal pouco frequente que tem origem nos pericitos de Zimmermann. Representa cerca de 0,4 % de todos os tumores que ocorrem no sistema nervoso central primário (SNC). Caracteriza-se clinicamente pela sua recorrência local tardia e metástases extracranianas.[107]

História

Nos últimos anos, houve discordância sobre a verdadeira origem desse tumor, que foi classificado entre os tumores meníngeos por muitos autores. Essa confusão deveu-se à classificação anterior da OMS (1979), na qual o HPC foi incluído no grupo dos meningiomas, sob a denominação específica de meningioma hemangiopericítico (grau II). A classificação subsequente da OMS (1993) distinguiu o HPC como uma entidade separada e classificou-o no grupo de "tumores mesenquimais, não meningoteliais". Finalmente, a classificação atual da OMS (2000) coloca o HPC num grupo autónomo.[96] O HPC é um tumor de tecido mole que surge dos pericitos de Zimmermann, que são células modificadas do músculo liso que rodeiam os vasos capilares. Estes pericitos estão localizados fora da bainha de reticulina do endotélio.[57]

Classificação

Inicialmente descrito por Stout e Murray em 1942 (Stout e Murray 1942), o hemangiopericitoma é um tumor dos tecidos moles derivado de células mesenquimatosas com diferenciação pericítica (Enzinger e Weiss 1995). A doença pode ser benigna ou maligna. Foram descritos dois tipos: HPC infantil e doença do adulto. Embora a HPC infantil seja geralmente descrita juntamente com o tipo adulto, merece uma consideração separada devido à sua apresentação histológica e comportamento clínico diferentes.[11]

O hemangiopericitoma assume duas formas histológicas,

- HPC convencional e
- Variante lipomatosa do HPC.

Ambas as formas histológicas partilham uma vasculatura sinusoidal semelhante a uma esponja e vasos sanguíneos em forma de cavalo de estátua que são delimitados e rodeados ao acaso por células ovóides e fusiformes curtas. Na análise ultra-estrutural, as células são em grande parte indiferenciadas, contendo matrizes de filamentos intermédios consistentes com vimentina.

A identificação histológica do HPC lipomatoso é facilmente alcançada devido a uma aparência semelhante a HPC ou SFT com o achado adicional de um componente lipomatoso. Dos HPCs lipomatosos que foram relatados até agora, após a ressecção, apenas um paciente apresentou recorrência local do tumor e nenhum desenvolveu metástases. Em apoio a este facto, a gestão clínica conservadora é o tratamento adequado para a variante lipomatosa do HPC.

O HPC convencional, descrito por Stout e Murray em 1942, não se presta a uma identificação histológica tão imediata. O artigo de Enzinger e Smith de 19764 sobre o HPC alertou para vários tipos de tumores com os quais o HPC pode ser confundido em virtude de uma vascularização semelhante com vasos sanguíneos em forma de chifre.[21]

De acordo com os achados histológicos, estes tumores são classificados como de baixo grau, de grau intermédio ou de alto grau com base nas mitoses, na celularidade e no pleomorfismo celular.[57]

Características clínicas

O hemangiopericitoma é carateristicamente uma lesão de crescimento muito lento e a maioria dos tumores é indolor, pelo que o atraso na apresentação e no diagnóstico é uma caraterística comum. É frequentemente de grandes dimensões na altura do diagnóstico. Uma massa indolor de crescimento muito lento ao longo dos anos na região pré-auricular é o achado mais comum de hemangiopericitoma da parótida. Devido à rica vascularização, podem ocorrer telangiectasias e aumento da temperatura da pele sobrejacente. Podem também ser observados outros sinais, como pulsação e um sopro audível.[56] A cavidade nasal e os seios paranasais são os locais mais comuns de HPC na cabeça e no pescoço; os locais menos frequentes incluem a região orbital, a glândula parótida e o pescoço. O local mais comum na cavidade oral é a língua. O HPC sinonasal pode ocorrer como uma massa polipoide causando obstrução nasal e epistaxe.[23]

Diagnóstico diferencial

O tumor que mais se assemelha ao HPC é o tumor fibroso solitário, cujas células também se coram para vimentina e CD34; histologicamente, existem algumas diferenças: (a) o HPC apresenta uma celularidade homogeneamente mais elevada e vasos semelhantes a estagiforme em toda a lesão, (b) o SFT apresenta uma celularidade variável e, frequentemente, uma hialinização espessa e semelhante a um queloide, e (c) encontram-se numerosos mastócitos no SFT e não no HPC.

O diagnóstico histopatológico desses tumores vascularizados é desafiador, em particular devido à dificuldade de diferenciar o HPC de outros tipos de tumores que têm vascularização proeminente: schwannoma, miofibroblastoma, metástase de carcinoma de células fusiformes, sarcoma fibromixóide de baixo grau (especialmente se os focos mixóides forem proeminentes), sarcoma sinovial e tumor maligno da bainha do nervo periférico. As características angiográficas freqüentemente ajudam a diferenciar o HPC de outras lesões hipervasculares.[5]

Investigação

Um diagnóstico diferencial clínico pré-operatório é possível, mas por vezes difícil: a tomografia computorizada mostra um tumor semelhante a um meningioma, frequentemente com um aspeto de "cogumelo", que parece maligno e altamente vascular num angiograma. Recentemente, estudos PET mostraram um aumento da captação de 11C-metionina e hiperperfusão no HPC, enquanto a utilização de glucose estava diminuída nesta área: estas características podem ser úteis para diferenciar os HPCs dos meningiomas.[96]

Características histológicas

Histologicamente, foram registadas variantes benignas e malignas deste tumor. Os critérios histopatológicos para diferenciar o hemangiopericitoma benigno do maligno foram referidos por McMaster em 1975 e mais tarde por Enzinger e Smith em 1976. No entanto, o comportamento biológico deste tumor é bastante imprevisível, e mesmo os tumores histologicamente benignos podem ter um comportamento agressivo e capacidade de metastização. Assim, os critérios histológicos convencionais para lesões benignas e malignas nem sempre se aplicam a este tumor, pelo que todos os casos de hemangiopericitoma devem ser considerados como potencialmente malignos.[56] A combinação de um tumor com mais de 5 cm de diâmetro, atividade mitótica proeminente (mais de 4 mitoses por 10 campos de alta potência) e necrose das células tumorais é considerada fortemente indicativa de hemangiopericitoma maligno.[107]

Histologicamente, a HPC é composta por pericitos capilares em proliferação que rodeiam tubos de rebentos revestidos por endotélio. As células de meningioma em cultura e as células HPC apresentam coloração positiva para anti-vimentina, enquanto apenas as células HPC apresentam coloração positiva para desmina, actina e alfa-actinina. Além disso, as células HPC têm filamentos intermediários intracitoplasmáticos proeminentes e microfilamentos, semelhantes às células musculares lisas e células de fibroblastos que compõem os tecidos vasculares e perivasculares, o que é outra caraterística que distingue a HPC do meningioma.[96]

Tratamento e prognóstico

A ressecção cirúrgica alargada é o tratamento de eleição para estes tumores, sendo a taxa de recorrência local após cirurgia isolada elevada (20 a 50%). Apesar do facto de o hemangiopericitoma ser um tumor radiossensível, a radioterapia tem sido utilizada principalmente para tumores avançados e inoperáveis, localmente recorrentes/metastáticos. A radioterapia pós-operatória adjuvante reduz a incidência de recidiva local. O papel da quimioterapia é inconclusivo.[56.]

A recorrência local e as metástases à distância são características comuns do hemangiopericitoma. O pulmão e o osso são os locais mais comuns de metástases à distância. As metástases à distância são registadas em 11 a 56% dos casos. As metástases para os gânglios linfáticos são raras. Sabe-se que o hemangiopericitoma pode recidivar localmente após anos ou mesmo décadas após o tratamento inicial. Foi registado um período de latência de até 33 anos. O doente deve ser seguido durante toda a vida e foi sugerido um período mínimo de, pelo menos, 10 anos após o tratamento inicial, antes de se rotular o doente como "curado".[56]

A radioterapia e a quimioterapia adjuvantes podem causar a regressão do tumor e, em particular, a radioterapia pós-operatória tem sido recomendada em casos de remoção cirúrgica incompleta. É necessário um acompanhamento a longo prazo, mesmo após a ressecção radical, uma vez que a recorrência ou a metástase podem ser retardadas por muitos anos.[5]

CAPÍTULO 14

TUMOR ODONTOGÉNICO ADENOMATÓIDE

Introdução

O tumor odontogénico adenomatóide (TOA) é uma lesão benigna, não neoplásica (hamartomatosa) com um crescimento lento mas progressivo. Ocorre nas formas intaóssea e periférica.[59] O tumor foi descrito pela primeira vez há mais de 100 anos. A atual classificação da OMS para os tumores odontogénicos define o AOT como sendo composto por epitélio odontogénico numa variedade de padrões histoarquitectónicos, inserido num estroma de tecido conjuntivo maduro e caracterizado por um crescimento lento mas progressivo.[27] O tumor é por vezes referido como tumor de dois terços porque ocorre na maxila em cerca de dois terços dos casos, cerca de dois terços dos casos em mulheres, dois terços dos casos associados a dentes impactados e dois terços dos casos em que o dente afetado é o canino.[80]

O AOT foi descrito pela primeira vez por Dreibladt, em 1907, como um pseudoadenoameloblastoma. Em 1948, Stafne considerou-o uma entidade distinta, mas foi classificado por outros como uma variante do ameloblastoma. Como resultado, a lesão é conhecida por muitos nomes, incluindo adenoameloblastoma, odontoma adenoameloblástico, tumor epitelial associado a cistos de desenvolvimento, tumor adenomatoide ameloblástico e ameloblastoma adenomatoide ou pseudoadenomatoso. Philipsen e Birn propuseram o nome tumor odontogénico adenomatóide em 1969 e sugeriram que não fosse considerado como uma variante do ameloblastoma devido ao seu comportamento diferente. Este termo foi adotado pela classificação da Organização Mundial de Saúde (OMS) em 1971.[10]

Histogénese

A origem dos tumores odontogénicos adenomatóides é controversa. Alguns acreditam que têm origem no epitélio odontogénico de um quisto dentígero. Além da maxila anterior, o tumor tem sido relatado em outras áreas da mandíbula, como o ângulo da mandíbula. Por conseguinte, é provável que os remanescentes de lâminas dentárias representem as células progenitoras deste tumor odontogénico benigno. De acordo com esta hipótese, a lesão cresce (por vezes formando um espaço quístico) junto ou para dentro de um folículo dentário próximo, o que leva à "teoria do envolvimento".

Classificação

O revestimento epitelial do quisto odontogénico pode transformar-se numa neoplasia odontogénica como o ameloblastoma. Existem três variantes de tumor odontogénico adenomatóide, a **variante folicular (73%),** que apresenta uma lesão central associada a um dente incluso, a **variante extrafolicular (24%),** que apresenta uma lesão central e sem ligação com o dente e a **variedade periférica (3%).**[52]

O tipo folicular mostra uma radiolucência unilocular redonda ou ovoide bem definida associada à coroa e, frequentemente, a parte da raiz de um dente não irrompido, imitando assim um quisto dentígero ou folicular. As variantes foliculares são significativamente mais proeminentes na maxila, enquanto as variantes extra-foliculares são mais proeminentes em relação à mandíbula. O tipo periférico está localizado na mucosa gengival e aparece clinicamente como uma epúlide fibrosa ou uma hiperplasia gengival.[79]

Características clínicas

O tumor odontogénico adenomatóide é uma lesão de crescimento lento, com predileção pela maxila anterior (proporção de casos 2:1 em relação à mandíbula) de jovens do sexo feminino. Sessenta e nove por cento dos tumores odontogénicos adenomatóides são diagnosticados na segunda década de vida, e mais de metade ocorre durante a adolescência. O rácio entre mulheres e homens para todos os grupos etários e todas as variantes é próximo de 2:1. Geralmente, os tumores não excedem 1-3 cm no seu maior diâmetro. As lesões são tipicamente assintomáticas, mas o crescimento dos tipos com lesão central resulta em expansão cortical, como no caso aqui relatado. Os dentes envolvidos são geralmente impactados, e os dentes adjacentes podem estar ligeiramente deslocados. A distribuição dos dentes não irrompidos associados ao tipo folicular tem um padrão típico.[10]

Características radiográficas

O tipo folicular mostra uma radiolucência unilocular redonda ou ovoide bem definida associada à coroa e, frequentemente, a parte da raiz de um dente não irrompido, imitando assim um quisto dentígero ou folicular. As variantes foliculares são significativamente mais proeminentes na maxila, enquanto as variantes extra-foliculares são mais proeminentes em relação à mandíbula. O tipo periférico localiza-se na mucosa gengival e aparece clinicamente como uma epúlide fibrosa ou uma hiperplasia gengival. A radiografia panorâmica é frequentemente incapaz de demonstrar radioopacidades quando a calcificação é mínima, pelo que as radiografias intra-orais podem ser cruciais para a interpretação radiográfica correcta de uma AOT na presença de quantidades nominais de calcificações.[79]

Características histológicas

A OMS descreveu as características histológicas do tumor da seguinte forma "Um tumor do epitélio odontogénico com estruturas semelhantes a ductos e com um grau variável de alterações indutivas no tecido conjuntivo. O tumor pode ser parcialmente cístico e, nalguns casos, a lesão sólida pode estar presente apenas como massas na parede de um quisto grande. Acredita-se geralmente que a lesão não é uma neoplasia". O aspeto histológico de todas as variantes é idêntico e apresenta uma consistência notável. Em baixa ampliação, o padrão mais marcante é o de vários tamanhos de nódulos sólidos de células epiteliais colunares ou cuboidais formando ninhos ou estruturas semelhantes a rosetas com tecido conjuntivo estromal mínimo. Entre as células epiteliais dos nódulos e no centro da configuração em roseta encontra-se material amorfo eosinofílico, frequentemente descrito como depósitos tumorais. No interior das áreas celulares são visíveis estruturas de aspeto tubular ou semelhante a ductos. Um terceiro padrão celular caraterístico consiste em nódulos de células epiteliais eosinofílicas poliédricas, de aspeto escamoso, com limites celulares bem definidos e pontes intracelulares proeminentes. Estas ilhas podem conter poças de material amorfo do tipo amiloide e massas globulares de material calcificado (sugerindo assim uma combinação de tumor odontogénico epitelial calcificante e tumor odontogénico adenomatóide). Outro padrão epitelial tem uma configuração trabecular ou cribriforme. Podem ser detectados focos ocasionais de atividade mitótica. Foi descrita a indução de material dentinóide hialino e displásico ou osteodentina calcificada.

Ultra-estruturalmente, foram reconhecidos 3 tipos de células epiteliais tumorais, correspondendo aos tipos que são evidentes na microscopia ótica. O estroma de tecido conjuntivo tem uma estrutura muito frouxa e contém vasos congestionados de paredes finas que apresentam, carateristicamente, alterações degenerativas acentuadas (fibrinóides) do revestimento endotelial, da parede dos vasos e do tecido conjuntivo perivascular. Foi recentemente sugerido que as gotículas tumorais representam uma forma de matriz de esmalte.[10]

Imunohistoquímica

Os estudos imunohistoquímicos da lesão sugerem a expressão de queratina e vimentina nas células tumorais na periferia das estruturas ductais, tubulares ou espirais. Amelogenina e enamelina em pequenos focos mineralizados são encontradas nas células tumorais e em gotículas hialinas.[10]

Tratamento

Uma vez que todas as variantes apresentam um comportamento biológico benigno idêntico e quase todas estão encapsuladas, a enucleação ou curetagem cirúrgica conservadora é o tratamento de eleição. Foram registados muito poucos casos de recorrência. Se durante a cirurgia se verificar que o folículo não está envolvido, pode ser facilmente separado do tumor; pode então ser possível remover a lesão deixando os dentes no sítio, tal como descrito por Toida e outros. Isto seria especialmente desejável na região do canino superior de uma pessoa jovem.[10]

CAPÍTULO 15

NEUROBLASTOMA

Introdução

O neuroblastoma (NBL), juntamente com o ganglioneuroblastoma e o ganglioneuroma, constitui um grupo de tumores de origem nas células ganglionares que derivam das células primordiais da crista neural, que são os precursores do sistema nervoso simpático.[75]

Características clínicas

Os NBLs surgem das glândulas supra-renais, do órgão de Zuckerkandl ou seguem a distribuição dos gânglios simpáticos ao longo das áreas paraespinhais desde o pescoço até à pélvis O local primário mais comum para o desenvolvimento dos NBLs é o retroperitoneu, a medula suprarrenal (35%) e os gânglios paraespinhais extra-adrenais (30%-35%), seguido do mediastino em 20%. Os locais menos comuns, mas ainda assim importantes, são a pélvis (2%-3%) e o pescoço (1%-5%).[75]

Diagnóstico e estadiamento

O estadiamento é uma parte importante da avaliação do neuroblastoma e baseia-se no Sistema Internacional de Estadiamento do Neuroblastoma. Siegel et al. avaliaram o papel da TC, RM e cintigrafia com metaiodobenzilguanidina (MIBG) no estadiamento da doença no estádio 4. Verificaram que a TC e a RM não diferiram significativamente, mas a adição da cintigrafia à TC melhorou significativamente o diagnóstico em doentes com doença em estádio 4. Da mesma forma, Kushner et al. analisaram o efeito dos exames de MIBG na avaliação do efeito da quimioterapia de dose intensiva em doentes de alto risco. Verificaram que o exame com MIBG detectou doença da medula óssea ou da cortical óssea não detectada de outra forma. Estes resultados apoiam a utilização da cintigrafia com MIBG em doentes com neuroblastoma de alto risco.[80]

Sistema internacional de estadiamento do neuroblastoma

Descrição da fase

- 1 Tumor localizado.

  Excisão completa, com ou sem resíduos microscópicos.

  Gânglios linfáticos ipsilaterais negativos.

- 2A Tumor unilateral localizado.

Excisão macroscópica incompleta. Gânglios linfáticos ipsilaterais negativos.

- 2B Tumor unilateral localizado.

Excisão completa ou incompleta.

Linfonodos ipsilaterais e regionais positivos. Linfonodos contralaterais negativos.

- 3 Tumor unilateral irressecável que se infiltra na linha média, com ou sem envolvimento de gânglios linfáticos. Tumor unilateral com envolvimento linfonodal contralateral. Tumor na linha média com infiltração bilateral ou envolvimento bilateral de gânglios linfáticos.
- 4 Disseminação do tumor para gânglios linfáticos distantes, osso, medula óssea, fígado ou outros órgãos.
- 4S Tumor primário localizado em doentes de 1 ano com disseminação limitada ao fígado, pele ou medula óssea.[80]

Características histológicas

O NBL é constituído por neuroblastos, que são células simpáticas imaturas, indiferenciadas, pequenas e de forma arredondada. São habitualmente utilizados dois sistemas histológicos para estratificar os tumores neuroblásticos em grupos de risco com base nas características histológicas e sugerir um prognóstico: a classificação de Shimada e a classificação do Paediatric Oncology Group (POG).

De acordo com a POG, o NBL que consiste em <50% de elementos diferenciados pode ainda ser subclassificado em "indiferenciado" (a forma mais imatura), "pouco diferenciado" ou "diferenciado" (a forma mais madura).

A classificação de Shimada combina características morfológicas histológicas e a idade do doente aquando do diagnóstico. As formas "favoráveis" ou "desfavoráveis" são designadas com base na combinação da idade do doente, do índice de mitose-cariorexe (MKI) e da maturidade celular e estromal. O NBL é diagnosticado pelos achados histopatológicos característicos e pelos níveis urinários elevados de uma das catecolaminas.[75]

Imagiologia

Uma vez que a NBL apresenta uma grande variabilidade de tipos biológicos e locais de origem, e a doença metastática é comum na apresentação, o estadiamento da NBL requer imagiologia multimodal. É necessário efetuar uma tomografia computorizada ou uma ressonância magnética, meta-iodobenzilguanidina (123I-MIBG) e exames laboratoriais (aspirados bilaterais da medula óssea com testes histoquímicos e medições dos níveis de catecolaminas na urina). A cintigrafia óssea adicional de rotina com [99mTc] metileno difosfonato (99mTc- MDP) é também defendida por muitos. A avaliação com cintigrafia tem dois objectivos: identificação do tumor primário e vigilância metastática. Os estudos mais frequentemente efectuados em crianças com NBL são a cintigrafia óssea com 99mTc-MDP e 123I-MIBG. Apenas cerca de 70% dos NBLs são ávidos de MIBG, o que representa um dos inconvenientes do procedimento.[75]

Tratamento

Os protocolos de tratamento são concebidos de acordo com a estratificação do risco da lesão, por exemplo, baixo, intermédio ou alto risco. O sistema internacional de agrupamento do risco de NBL baseia-se na idade, estádio e características biológicas seleccionadas (Myc-N, índice de ADN - ploidia cromossómica e histopatologia). As tendências recentes tendem a reduzir o tratamento nos casos de risco baixo e intermédio e a aumentar a intensidade da dose de quimioterapia nos casos de risco elevado. Os Critérios Internacionais de Resposta NBL foram amplamente adoptados para normalizar a avaliação dos resultados do tratamento, mas não incluem técnicas imunocitológicas ou de biologia molecular altamente sensíveis que detectem doença residual mínima no sangue ou na medula óssea. A remoção cirúrgica macroscópica completa do tumor, se possível na operação inicial ou em operações subsequentes, influencia o prognóstico em alguns estádios, mas não em todos. A sobrevivência é melhorada para a doença no estádio 3 e não é influenciada pelo momento da cirurgia. Assim, uma vez que os tumores no estádio 3 podem ser grandes e podem ser difíceis de ressecar completamente, muitos preferem iniciar a quimioterapia antes da cirurgia para permitir a redução do tamanho do tumor, o que facilita a remoção e a cirurgia curativa.

BIBLIOGRAFIA

1. Aajudith K. Livro de texto sobre Leucemia Mieloide Aguda. Sociedade de Linfoma Leucémico Revisto (2011), 1-55.
2. Agarwala S. Pediatric rhabdomyosarcoma and Non rhabdomyosarcoma Soft Tissue Sarcoma. J Indian Assoc Pediatr Surg (2006): 11(1); 15-23.
3. Aisenberg A. Historical Review of Lymphomas. British Journal of Haematology (2001); 109: 566-576.
4. Aisenberg AC. Historical Review. British Journal of Haematology (2000): 109; 466-476.
5. Angiero F, Signore A, Benedicent S. Hemangiopericitoma/Tumor Fibroso Solitário da Cavidade Oral. Antican Res (2011); 31: 719-724.
6. Ansell SM, Armitage J. Non-Hodgkin Lymphoma: Diagnosis and Treatment Symposium On Oncology Practice : Hematological malignancy. Mayo Clin Proc. (2005); 80(8):1087-1097.
7. Araujoa RA, Araujo BJ. Tumor Desmoplásico de Pequenas Células Redondas: Relato de 2 Casos Tratados com Quimioterapia Isolada ou em Combinação com Bevacizumabe. Oncol (2014); (7): 102-108
8. Arnaldez F, Loeb D. Livro de texto sobre o tumor desmoplásico de pequenas células redondas da Universidade Johns Hopkins (2010), 1-55.
9. Bandarchi B, Linglei Ma, Navab R, Seth A, Rasty G. Do Melanócito ao Melanoma Maligno Metastático. Derma Res Prac (2010); 1-8.
10. Batra P, Prasad S, Prakash H. Tumor Odontogénico Adenomatóide: Revisão e Relato de Caso. J Can Dent Assoc (2005); 71(4): 250-253.
11. Bello C, Zhang L, Naghashpour M. Follicular Lymphoma: Current Management and Future Directions. Controlo do Cancro (2012); 19(3): 187-195.
12. Berard PM. Livro de texto sobre Hemangiopericitoma Maligno. Enciclopédia Orphanet (2004), 1-4.
13. Borello ED, Gorlin RJ. Tumor neuroectodérmico melanótico da infância - uma neoplasia de origem do crânio neural. Relato de um caso associado à alta excreção urinária de ácido vanilmandélico. Cancro (1966); 19: 196-206.
14. Buttlea CES, Smarta CJ, Pritchardb S, Martinc D, Welcha IM. Tumor desmoplásico de pequenas células redondas: A review of literature and treatment options. Surg Onco (2008); 17: 107-112.
15. Chen J, Song J, Meng H, Feng H. Tumores neuroectodérmicos primitivos intra-espinhais: Relato de quatro casos e revisão da literatura. Neur Ind (2009); 57(5): 661-668.
16. Connors JM. Clinical Manifestations and Natural History of Hodgkin's Lymphoma

(Manifestações clínicas e história natural do linfoma de Hodgkin). Cancer J (2009); 15: 124-128.

17. Crapanzano JP, Cardillo M, Lin O, Zakowski MF. Cytology of Desmoplastic Small Round Cell Tumor Can Cytopath (2002); 96 (1): 21-31.

18. Dagher R, Helman L. Rhabdomyosarcoma: An Overview. The Oncol (1999); 4: 34-44.

19. Dinand V. Current Strategies in the Management of Pediatric Hodgkin's Lymphoma (Estratégias actuais no tratamento do linfoma de Hodgkin pediátrico). Ind J Med Paed Oncol (2008); 2(1): 1-3.

20. Dive AM, Bodhade AS, Mishra MS, Upadhyaya N. Histological patterns of head and neck tumors: An insight to tumor histology. J Maxillofac Pathol (2014); 18(1): 58-68.

21. Enzinger & Weiss's. Text Book of Soft tissue tumour. 5th Edition, Elsevier (2001).

22. Espat NJ, Lewis JJ, Leung D, Woodruff JM. Convencional Hemangiopericitoma Análise moderna do resultado. Am Soc Can (2002); 95(8): 1746-1751.

23. Eugene NM, James YS, Jeffery NM. Text Book of Cancer of head and neck. 4th Edition, Elsevier (2003).

24. Família de Tumores de' Ewing. Livro de texto da American Cancer SocietyAmerican Cancer Society, Atlanta (2014);1-66.

25. Foo WC, Cruise M W, Wick MR, Hornick JL. A coloração imuno-histoquímica para TLE1 distingue o sarcoma sinovial dos mímicos histológicos. Am J Clin Pathol (2011);135: 839-844.

26. Foucar K, Reichard K, Czuchlewski D. A Text book of Acute Myeloid Leukemia. 2nd Edition (2011); 377-424.

27. Friedrich Re, Scheuer Ha, Zusti J. Tumor Odontogénico Adenomatóide (TAO) do Seio Maxilar: Relato de caso com respeito a achados imuno-histoquímicos. In vivo (2009); 23: 111-116.

28. Gouveia GR, Siqueira SA, Pereira J. Fisiopatologia e aspectos moleculares do linfoma difuso de grandes células B. Rev Bras Hematol Hemoter (2012); 34(6): 447-451.

29. Gung C. Cutaneous Melanoma: Taiwan Experience and Literature Review. Med J (2010); 33(6): 1-4.

30. Haemeed M. Small round cell tumor of bone Arch Pathol Lab Med (2007); 131: 192-204.

31. Hanahan D, Weinberg RA. Hallmarks of cancer; The next generation Cell (2011); 144(5): 646-669.

32. Hari S, Jain TP, Thulkar S, Bakhshi S. Imaging features of peripheral primitive

neuroectodermal tumours. Br J Radiol (2008); (81): 975-983.

33. Hart MN, Earle KM. Primitive Neuroectodermal Tumors of The Brain In Children (Tumores neuroectodérmicos primitivos do cérebro em crianças). J Cancer (1978); 32(4): 890-897.

34. Hassan S, Rao BHS, Rai G. Sarcoma de Ewing da mandíbula - Um relato de caso raro. J Med Sci (2011); 14(2): 68-70.

35. Hodgetts J, Hodgetts J. Causes and treatment of malignant melanoma (Causas e tratamento do melanoma maligno).
Nursing Times (2013); 109(28): 12-15.

36. Jatin PS. Text Book of Cancer of head & neck 4th Edition, Elsevier (2001).

37. Jedlicka P. Ewing Sarcoma, an enigmatic malignancy of likely progenitor cell origin, driven by transcription fator oncogenic fusions. Int J Clin Exp Pathol (2010); 3(4): 338-347.

38. Jedlicka P. Ewing Sarcoma, an enigmatic malignancy of likely progenitor cell origin, driven by transcription fator oncogenic fusions. Int J Clin Exp Pathol (2010); 3(4): 338-347.

39. Jhon W. Text book of Non-Hodgkin Lymphoma. The Leukemia & Lymphoma Society, Spectrum Revised (2013); 1-52.

40. Juraj A. Text book of Cancer and Neoplasia Cancer and Neoplasia Factsheet (2001); 1-22.

41. Jurgens H, Bier V, Harms D, Beck J, Brandeis W, Etspuler G. Malignant peripheral neuroectodermal tumors. Uma análise retrospetiva de 42 pacientes. Cancro 1988;(61): 349-357.

42. Kis B, O' regan KN, Agoston A, Javery O, Jagannathan J, Ramaiya NH.
Imagiologia do tumor desmoplásico de pequenas células redondas em adultos. Bir J Radio (2011); 1-6.

43. Kitahata Y, Yokoyama S , Takifuji K, Matsuda THK, Tominaga T, Oku Y, Watanabe T, Ieda J, Yamaue H. Hemangiopericitoma no espaço sacrococcígeo: relato de caso. J Med Case Rep (2010); 4(8): 2-4.

44. Kollender Y, Shabat S, Nirkin A, Issakov J, Flusser G, Merimsky O, Meller I. Periosteal Ewing's sarcoma: report of two new cases and review of the Literature. Sarcoma (1999); 3: 85-88.

45. Kwee TC, Kwee RM, Nievelstein RA. Imagiologia no estadiamento do linfoma maligno: uma revisão sistemática. Blood (2008); 111(2): 504-516.

46. Lal DR, Su WT, Wolden SL, Loh KC, Modak S, Quaglia MPL.
Resultados do tratamento multimodal para tumores desmoplásicos de pequenas células redondas.
J Ped Surg (2005); 40: 251-255.

47. Lega LB, Vieira J, Teixeira MR, Monteiro P. Tumor Desmoplásico de Pequenas Células Redondas: Diagnóstico por Aspiração com Agulha Fina. Cyt Ata Cytologica (2012); 56: 576-580.

48. Leon ME, Hou JS, Galindo LM e Garcia FU. Aspiração por agulha fina de estudos de tumores de células redondas pequenas em adultos com citometria de fluxo. Diagn cytopathol (2004); 31: 147-154.

49. Lili D. Tumor de células redondas. OncoLink Veterinary Oncology (2012); 1-2.

50. Lim YK, Ku CW, Teo GC, Lim SL, Tee CS. Central primary neuroectodermal tumor (cPNET) arising from an ovarian mature cystic teratoma in pregnancy: Um relato de caso e revisão da literatura médica.
Gyn Onco Rep (2013); 4: 56-59.

51. Listinsky CM. A Practical Approach to the Diagnosis of Hodgkin Lymphoma. Am J Clin Pathol (2002); 117(1): 76-94.

52. Loganathan TS, H Srinivasan, R Veerakumar, Pari MA. Tumor Odontogénico Adenomatóide Folicular. Ind J Clin Prac (2013); 2(3): 526-528.

53. Lohric A, Meyd U, Pederivae S, Rennerf C, Tavernag C, Hartmannh A, Yeowi K, Bodisj S, Zuccak E. Diagnosis and treatment of follicular lymphoma. Swiss Med Wkly (2011); 141: 132-147.

54. Lombart BA, Contesso G, Peydro O. Histologia, imunohistoquímica e microscopia eletrónica do tumor de pequenas células redondas. Semi Diagn Pathol (1996); 13(3): 153-170.

55. Maheshwari AV, Cheng EY. Família de Tumores do Sarcoma de Ewing. J Am Acad Ortho Surg (2010); 18(2): 95-102.

56. Maheshwari Gk, Baboo Ha, Gopal U, Wadhwa Mk, Shukla Hk. Hemangiopericitoma da glândula parótida: Relato de um caso. Turk J Can (2000); 30(2): 89-93.

57. Maresi E, Tortorici S, Campione M, Buzzanca ML, Burruano F, Mastrangelo F, Tete S. Relato de Caso: Hemangiopericitoma da cavidade oral após um seguimento de dez anos. Ann Clin Lab Sci (2007); 37(3): 274-279.

58. Maresi E, Tortorici S, Campione M, Buzzanca ML, Burruano F, Mastrangelo F, Tete S. Relato de Caso: Hemangiopericitoma da cavidade oral após um seguimento de dez anos. Ann Clin Lab Sci (2007); 37: 3274-3279.

59. Marion C.W. Henry, David B. Tashjian, Christopher K. Breuer Atualização do neuroblastoma. Curr Opin Oncol (2004); 17: 19-23.

60. Markovic SN, Erickson LA, Rao RD, Weenig RH. Malignant Melanoma in the 21st Century, Part 1: Epidemiology, Risk Factors, Screening, Prevention, and Diagnosis (Melanoma Maligno no Século XXI, Parte 1: Epidemiologia, Factores de Risco, Rastreio, Prevenção e Diagnóstico). Mayo Clin Proc. (2007); 82(3):

364-380.

61. Marshall AD, Grosveld GC. Rabdomiossarcoma alveolar - Os condutores moleculares da tumorigénese induzida por PAX3/7-FOXO1. J Skeletal Muscle (2012); 25(2): 2-14.

62. Martmez CH., Dave S, Izawa J. Wilms' Tumor. A Text book on Diseases of DNA Repair (2010); 196-209.

63. McManus AP, Gusterson BA, Pinkenton R, Shipkey JM. The molecular pathology of small round cell tumors - relevance to diagnosis, prognosis, and classification (A patologia molecular dos tumores de células redondas pequenas - relevância para o diagnóstico, prognóstico e classificação). J Pathol (1996); 178(2): 116-121.

64. Meyskens FL, Farmer PJ, Anton-Culver H. Etiologic Pathogenesis of Melanoma: A Unifying Hypothesis for the Missing Attributable Risk.
Clin Can Res (2004); 10: 2581-2583.

65. Mittal P, Kenneth MD, Meehan R. The Acute Leukemias. Hospital Physician (2001); 37-44.

66. Miwa S, Kitamura S, Shirai T, Hayashi K, Nishida H, Takeuchi A, Jima Tn Tsuchiya H.
Tumor Desmoplásico de Pequenas Células Redondas tratado com sucesso com quimioterapia assistida por cafeína: Um relato de caso e revisão da literatura.
Anti Can Res (2010); 30: 3769-3774.

67. Nara MG, Maria DB, Jeni B, Adhemar LF, Fernando CS.
Tumor desmoplásico de pequenas células redondas: Características citológicas e imunocitoquímicas. Cyto J (2005): 2(6): 1-6.

68. Neville BW, Damm BD, Allen CM, Bouquet JE. A Text book of Oral and maxillofacial pathology 3rd Edition, Elsevier (2011).

69. Nich L, Casulo C. Non hodgkin's lymphoma. Lekemia and lymphoma society. Rochester (2011); 1-51.

70. Non-Hodgkin' s Lymphoma A histopathologic and prognostic evaluation. Biooncologia, Genentach (2010); 1-12.

71. O.V. Yurchenko, O.V. Ponomareva. Variantes histogenéticas do linfoma difuso de grandes células B: Diagnostics And Treatment. Instituto de Patologia Experimental, Oncologia e Radiobiologia, Ucrânia (2001); 1-22.

72. Palk VH, Meijer CJLM, Noorduyn LA, Valk PVD Malignant lymphoma. Cytology, Histopathology and Immunochemistry. An atlas and text book, (1996); 1-15.

73. Hendrikx SMGA, Wilde PCM, Kaanders JHAM, Blokx WAM, Poorter RL, Merkx MAW. Carcinoma de células de Merkel na cavidade oral: Apresentação de um caso e revisão da literatura. Oral Onco Ext (2005); 41: 202-206.

74. Papadatos D, Albrecht S, Mohr G, Carpio-O'Donovan R. Exophytic Primitive Neuroectodermal Tumor of the Spinal Cord. Am J Neuroradiol (1998); 19: 787-789.

75. Papaioannou G, McHugh K. Neuroblastoma in childhood: review and radiological Findings. Cancer Imaging (2005); 5: 116-127.

76. Pappo AS, Shapiro DN, Cris WM.
Rabdomiossarcoma. Biologia e tratamento: Revisão
Pediatr Clin North Am (1997); 44: 953-972.

77. Park IH, Hong SM, Jung JW, Lee HM. Um Caso de Tumor Neuroectodérmico Primitivo na Cavidade Nasal. J Rhinol (2013); 20(1): 62-64.

78. Parkin DM, Bray F, Ferlay J, Pisani P. Estimating the world cancer burden. Globocan 2000. Int J Cancer (2001); 94: 153-156.

79. Patil NN, Nayyar AS, Wadhwan V. Tumor odontogénico adenomatóide: Uma série de quatro variantes clínico-patológicas. Int J Case Report Images (2014); 5(1): 17.

80. Philipsen HP, Reichart PA. Text book of Odontogenic tumour and allied lesions. 1st Edition, Quintessence (2004).

81. Pileri SA, Ascani S, Leoncini L, Sabattini E, Zinzani PL, Piccaluga PP, Pile JA, Giunti M, Falini B, Bolis GB, Stein H. Hodgkin's lymphoma: the pathologist's viewpoint. J Clin Pathol (2002); 55: 162-176.

82. Pitot HC. The Natural History of Neoplasia Newer Insights Into an Old Problem McArdle Lab Can Res (1977); 89(2): 405-412.

83. Polakovicovas S, Seidenberg H, Mikusova R, Pospisilona V. Merkel cell - a review on development, functional and clinical aspects. Bratisl Lek Listy (2011); 112(2): 80-87.

84. Reckzeh K. Deciphering The Pathogenesis Of Acute Myeloid Leukemia (Decifrar a Patogénese da Leucemia Mieloide Aguda).
Universidade de Lund, Faculdade de Medicina, Doct Diss Sr (2012); 37:1-63.

85. Reshma V, Rao K, Priya NS, Umadevi HS, Mohsin G, Sreelatha H. Small Round Cell Tumor of the Head and Neck Region: Uma revisão. Int J Oral Maxilllofac Pathol, (2013); 4(2): 24-33.

86. Rabdomiossarcoma. Livro de texto da sociedade americana do cancro. Rabdomiossarcoma da Sociedade Americana do Cancro, Atlanta (2012); 1-33.

87. Rodary C, Gehan EA, Flamant F, Treuner J, Carli M, Auquier A. Factores de prognóstico no rabdomiossarcoma não metastático em crianças: um relatório do Workshop Intergrupo de Rabdomiossarcoma. Med Pediatr Oncol (1991); 19: 8995.

88. Rong R, Doxtader EE, Tull J, Roza G, Zhang S. Case Report Metastatic poorly

differentiated monophasic synovial sarcoma to lung with unknown primary: a molecular genetic analysis. Int J Clin Exp Pathol (2010); 3(2): 217-221.

89. Rossi S, Nascimento AG, Cnal F, Eeitos APD. Neoplasias de pequenas células redondas do tumor de partes moles; Uma abordagem diagnóstica integrada. Curb Diagnostic Pathol (2007); 13: 150-163.

90. Schrama D, Ugurel S, Becker JC. Merkel cell carcinoma: insights recentes e novas opções de tratamento. J oncology (2012); 24(2): 141-149.

91. Sellem DB, Liu K, Cimarelli S, Constantinesco A, Imperial A. Desmoplastic small round cell tumor: impact of 18F-FDG PET induced treatment strategy in a patient with long-term outcome. Tumores Raros (2009); 1: 31-33.

92. Shafer, Hine, Levy. Patologia oral de Shafer. 6ª Edição, Elsevier (2006).

93. Silverman JF, Joshi VV. Biópsia FNA de tumores de pequenas células redondas da infância: características citomorfológicas e o papel dos estudos auxiliares. Diag Cytopathol (1994); 10: 245-255.

94. Smedby KE. Epidemiology and etiology of non-Hodgkin lymphoma - a review. Ata Oncologica, (2006); 45: 258-271.

95. Spatola C, Privitera G. Recurrent intracranial hemangiopericytoma With extracranial and unusual multiple metastases: Relato de caso e revisão da literatura. Tumori (2004); 90: 265-268.

96. Spatola C, Privitera G. Hemangiopericitoma intracraniano recorrente com metástases múltiplas extracranianas e invulgares: relato de caso e revisão da literatura. Tumori (2004); 90: 270-274.

97. Sunny YA. Causas do cancro e investigação sobre o cancro em muitos níveis de complexidade.
J Biomed Cancer (2004); 1-15.

98. Susan LC. Diagnóstico e classificação dos tumores de pequenas células redondas da infância. Am J Pathol (1999); 155(1): 11-15.

99. Tandon A, Sethi K, Singh AP. Rabdomiossarcoma oral: A review. J Clin Exp Dent. (2012); 4(5): 302-308.

100. Terada T. Case Report Carcinoma de pequenas células da cavidade oral (mucosa da bochecha): relato de um caso com análise imunohistoquímica e genética molecular.
Int J Clin Exp Pathol (2013); 6(4): 780-787.

101. Ulbright TM, Hattab EM, Zhang S, Ehrlich Y, Foster RS, Einhorn LH, Cheng L. Os tumores neuroectodérmicos primitivos em doentes com tumores de células germinativas testiculares assemelham-se geralmente a neoplasias embrionárias do sistema nervoso central de tipo pediátrico e não apresentam rearranjos do cromossoma 22. Mod Pathol (2010); 23: 972-980.

102. Veethamani G, Kusuma V, Srinivasa KM, Gowda, Saini ML. Tumor de Wilms do adulto: relato de um caso com revisão da literatura. Diag Pathol (2006); 1: 4-6.

103. Weber AL, Romo L, Hashmi S. Neuroimagem. Tumores malignos da cavidade oral e orofaringe: avaliação clínica, patológica e radiológica. Clin N Am. (2003); 13(3): 443-464.

104. Tumor de Wilms. Livro de texto da sociedade americana do cancro. Sociedade Americana do Cancro Tumor de Wilms, Atlanta (2012); 1-22.

105. Woo KJ, Choi YL, Jung HS, Jung G, Young SK, Jang KT, Han J, Pyon JK. Carcinoma de células de Merkel: A nossa experiência com sete doentes na Coreia e uma revisão da literatura. J Plas Reconst Aesth Sur (2010); 63: 2064-2070.

106. Xiang Li, Jing Yu, Shibao Fang, Xiaoming Xing e Jie Zhao. Tumor desmoplásico de pequenas células redondas: relato de caso e revisão da literatura. W J Sur Onco (2014); 12(9): 1-4.

107. Yesilkaya Y, Akinci D, Topcuoglu M, Tanas O, Altundag K. Hemangiopericitoma intracraniano primário com disseminação mesentérica e retroperitoneal - Relato de caso. Biomed Imaging Interv J (2012); 8(4): 2-4.

108. Yuan XJ, Chan GF, Chan SK, Shek TH, Kwong DW, Wei WI, Ha SY, Chiang AS. Treatment outcome of rhabdomyosarcoma in Hong Kong Chinese children. Hong Kong Med J (2008); 14: 116-123.

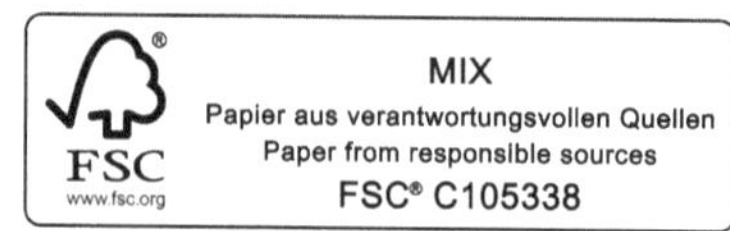

Printed by Books on Demand GmbH, Norderstedt / Germany